医療介護の現場で役立つ! パッククッキング

[著] 佐藤真由美

4 ステップで簡単 !
高齢者や料理の苦手な方でも作れるレシピ 23

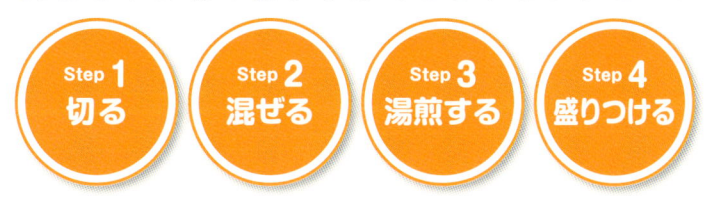

Step 1 切る　Step 2 混ぜる　Step 3 湯煎する　Step 4 盛りつける

クインテッセンス出版株式会社　2018

QUINTESSENCE PUBLISHING

Berlin, Barcelona, Chicago, Istanbul, London, Milan, Moscow, New Delhi, Paris, Prague, São Paulo, Seoul, Singapore, Tokyo, Warsaw

推薦のことば

　私は 2011 年に発生した東日本大震災の歯科医療支援活動で松本歯科大学（長野県）から宮城県の気仙沼市や南三陸町に入りました。その活動の中で、宮城県石巻市雄勝町ではすべての歯科医療機関が被災し、無歯科医地区となったことを知りました。そこで、被災地の歯科医療再生を目的に、2012 年 4 月に家族で宮城県に移り住みました。

　長野県の大学病院で勤務している際にも、訪問歯科診療などで地域を回り、多少は地域医療に携わってきたつもりでしたが、現在ほど地域と接することはありませんでした。しかし現在、地域に根ざす医療を考えれば考えるほど、たくさんの課題があることに気がつきました。その 1 つが、私が「男の介護教室」を立ち上げるきっかけとなった男性介護者の問題でした。

　厚生労働省の調査では、在宅の介護者の 3 割以上が男性介護者であるという実態が明らかになっています。家事や育児の経験が少ない男性は介護に不慣れなことが多いうえ、男性は他人に相談することを控え、ストレスを自身で抱え込んでしまう傾向があります。それにより要介護者へのドメスティックバイオレンス（パートナーなどの親密な関係にある人に振るわれる暴力）や、殺人を起こしてしまうこともあります。

　そこで、私は「男性介護者のストレスを少しでも軽減してもらいたい」、「同じ境遇にある男性同士が集まる機会をつくりたい」と考え、2014 年 1 月より多職種でこの問題に向き合い、全国各地で教室を開催しています。

　教室では介護全般について勉強していただいていますが、特に"食"についての教室を多く開催しています。さらに、管理栄養士が主体となり毎回調理実習を行います。その中で、「パッククッキング」を取り入れています。

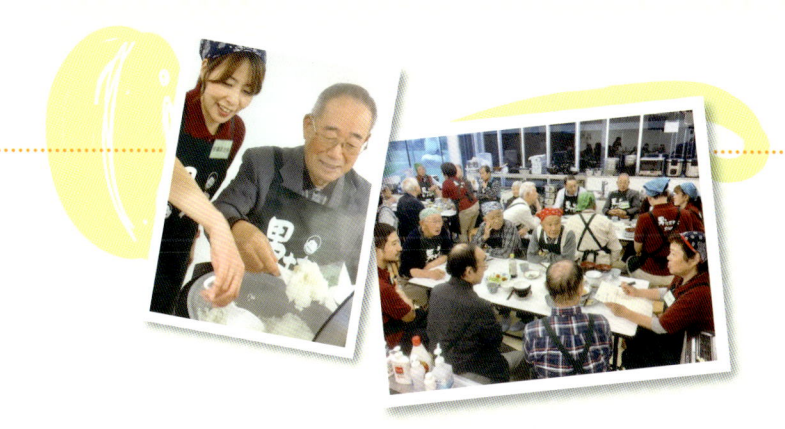

　パッククッキングは、食材や調味液を1枚のポリ袋に入れ、その袋を湯沸し機能付きの電気ポットや電気炊飯器に入れて待つだけの調理です。だれでも簡単、安全に調理できます。ポットや炊飯器が利用できない場合には鍋でお湯を沸かし、そこに食材を入れたポリ袋を入れ加熱します。それにより、1つの鍋でたくさんの料理ができあがります。この方法は災害時の調理に対しても有効といえます。

　今回、「男の介護教室」でともに活動している管理栄養士の佐藤真由美さんが2年にわたって「新聞クイント」で連載したオリジナルのレシピをまとめた内容が1冊の本になることをたいへんうれしく思っています。とても簡単においしい料理ができますので、皆様もぜひ挑戦してみてください。

　最後に、パッククッキング協会の松井省吾様、塙歯科医院（茨城県笠間市）の塙　章一先生に心より感謝申し上げます。

2018年6月

河瀬聡一朗

「男の介護教室」代表
宮城県石巻市雄勝歯科診療所所長

もくじ

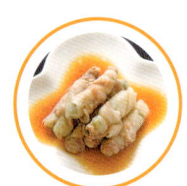

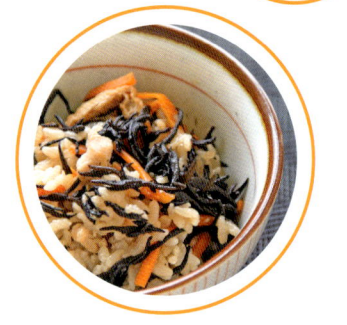

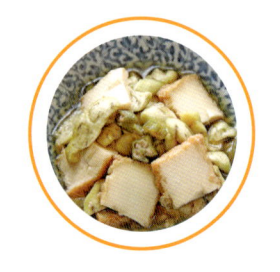

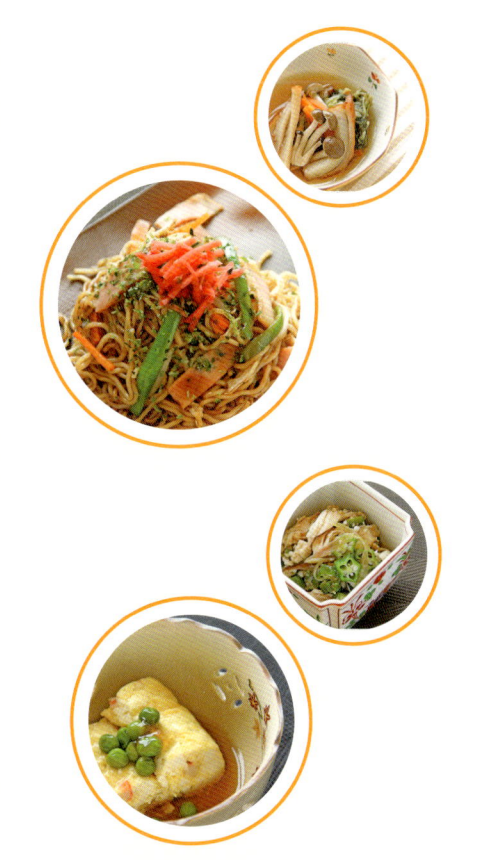

パッククッキングの基本手順

🍲 パッククッキングを始める前に準備する物

・使用する袋は高密度ポリエチレン製のものを使用しましょう（触るとカサカサするもの）。薄すぎるものやマチがあるものは適しません。
・計量器、計量カップ、計量スプーン、トング、はさみ、菜箸、タイマーを事前に準備しましょう。

🍲 使用する電気ポットの注意点

・ポットは大きめのサイズのものを使用しましょう。
・ポットの水位は 1/2 ～ 1/3 位を目安にします。多すぎるとポットからお湯があふれる場合がありますので注意しましょう。
・入れる袋の数は 2 ～ 3 個まで。多すぎると火の通りが悪く時間がかかり、加熱ムラも生じます。
・湯煎が終わったものは熱くなっているため、取り出す時はトングを使用し、やけどに十分注意しましょう。
・ポットへ食材のにおいが移った時は、クエン酸で洗浄しましょう。
・ポットは加熱操作を想定しているものではありませんので、十分注意しましょう。

🍲 パッククッキングの 4 つの基本操作

❶材料の下処理（切る）
・加熱しやすくするため、人参のように火が通りづらい食材は薄めに切ります。
・食材が角ばっているとポリ袋を傷つけて破ける恐れがありますので、かぼちゃのような食材は面取りをします。
・魚は熱湯をかけてキッチンペーパーでしっかり拭き取り、臭みを取ってから使用します。
・下味が必要な食材は調味料とともにポリ袋へ入れておきます。そのままポリ袋へ材料を追加して OK です。
・固形のスープの素やカレールウなどは、溶けやすいように細かく刻んで使用しましょう。

❷ポリ袋に入れる（混ぜる）※写真①〜③参照

・材料を入れたポリ袋の空気は手でしごいてしっかりと抜き、根元ではなく上部（入口付近）をきつく結びます。
・空気の抜け方が足りないと真空状態にならず、熱伝導が悪くなります。
・大きめのボウルへ水を張り、ポリ袋を入れて空気を出す方法もあります。

❸電気ポットで温める（湯煎する）

・加熱時間はタイマーでしっかり計りましょう。
・食材の時期や物によっては時間通りの湯煎で軟らかくならない場合があります。湯煎終了後にできあがりを確認し、必要な場合は湯煎時間を追加します。

❹調理完成（盛りつける）

・ポットから取り出し、盛りつけます。
・ポリ袋がたいへん熱くなっているので取り出す際にはトングを使用し、火傷に十分注意しましょう。
・煮物は湯煎後にポリ袋へ入れたまま味を含ませると、よりいっそう美味しくなります。

🍲 鍋で作る時のポイント

・鍋の大きさによって湯煎するポリ袋の数を調整してください（小鍋の場合は1〜2個、大鍋の場合は10個以上も可能）。※なるべく大きめの鍋を使用しましょう。
・鍋底に耐熱の皿を敷きましょう（ポリ袋が付着して破れるのを防ぎます）。
・鍋には7分目程度のお湯を張り、ポリ袋を入れたら沸騰するまでは強火で、沸騰したらふつふつと沸騰がキープできるような中火〜弱火に調整しましょう。
・ポットで作る場合よりも、料理によっては加熱時間が短くなります。作りながら調整しましょう。
・災害時にはカセットコンロで作ることが可能です。

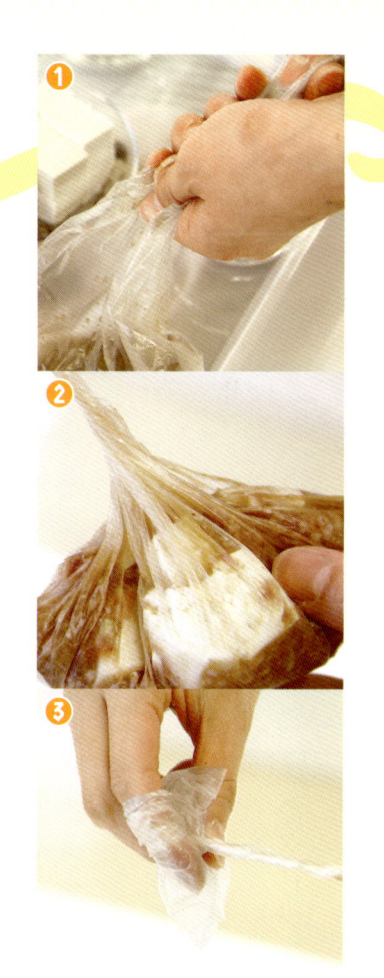

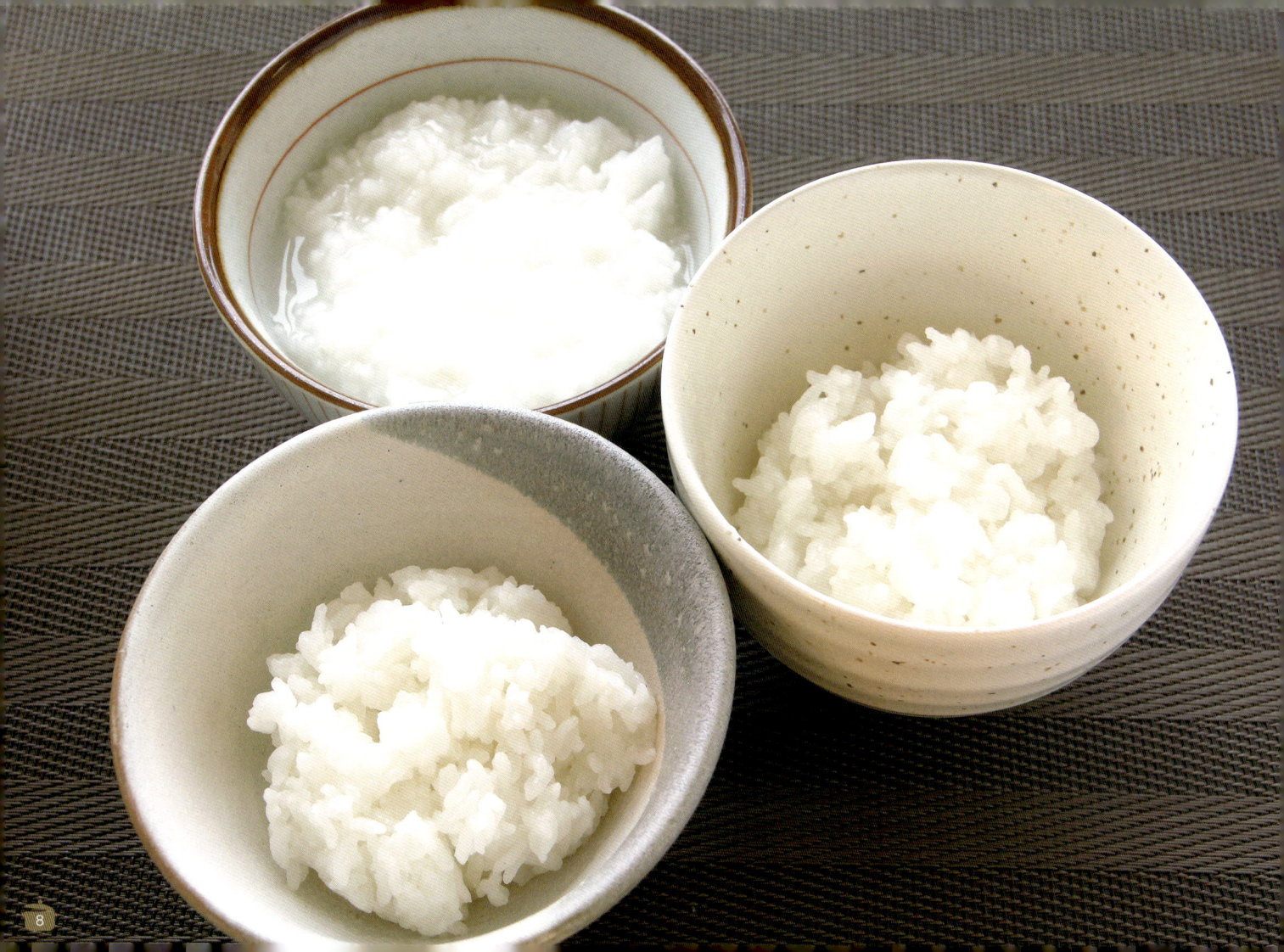

白米 （ごはん・軟飯・おかゆ）

カロリー	たんぱく質	脂質	塩分
142Kcal	2.4g	0.4g	0g

[材料] （ひとり分）

ごはん
　米 40g ／水 60g （水は米の 1.5 倍）
軟飯
　米 40g ／水 100g （水は米の 2.5 倍）
おかゆ
　米 40g ／水 200g （水は米の 5 倍）

❶ 米を計量し研ぐ。水切り後、ポリ袋に研いだ米と分量の水を入れる。

❷ ポリ袋の空気を抜き、入口でしっかり結ぶ。そのまま 30 ～ 60 分程度浸漬させる。

❸ ポット 98℃設定で 60 分湯煎する。

❹ ポットから取り出し盛りつける。

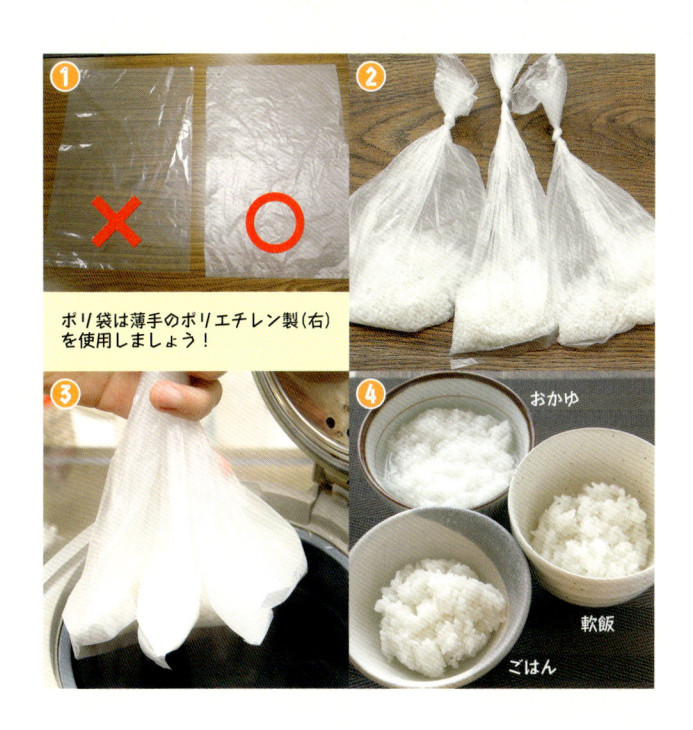

ポリ袋は薄手のポリエチレン製(右)を使用しましょう！

ワンポイントアドバイス

お米の炊飯は柔らかくするほど（水の量が多いほど）全体量が増え、エネルギー量が下がります。エネルギー量を増やしたい場合は、できる限りごはんの方が望ましいです。

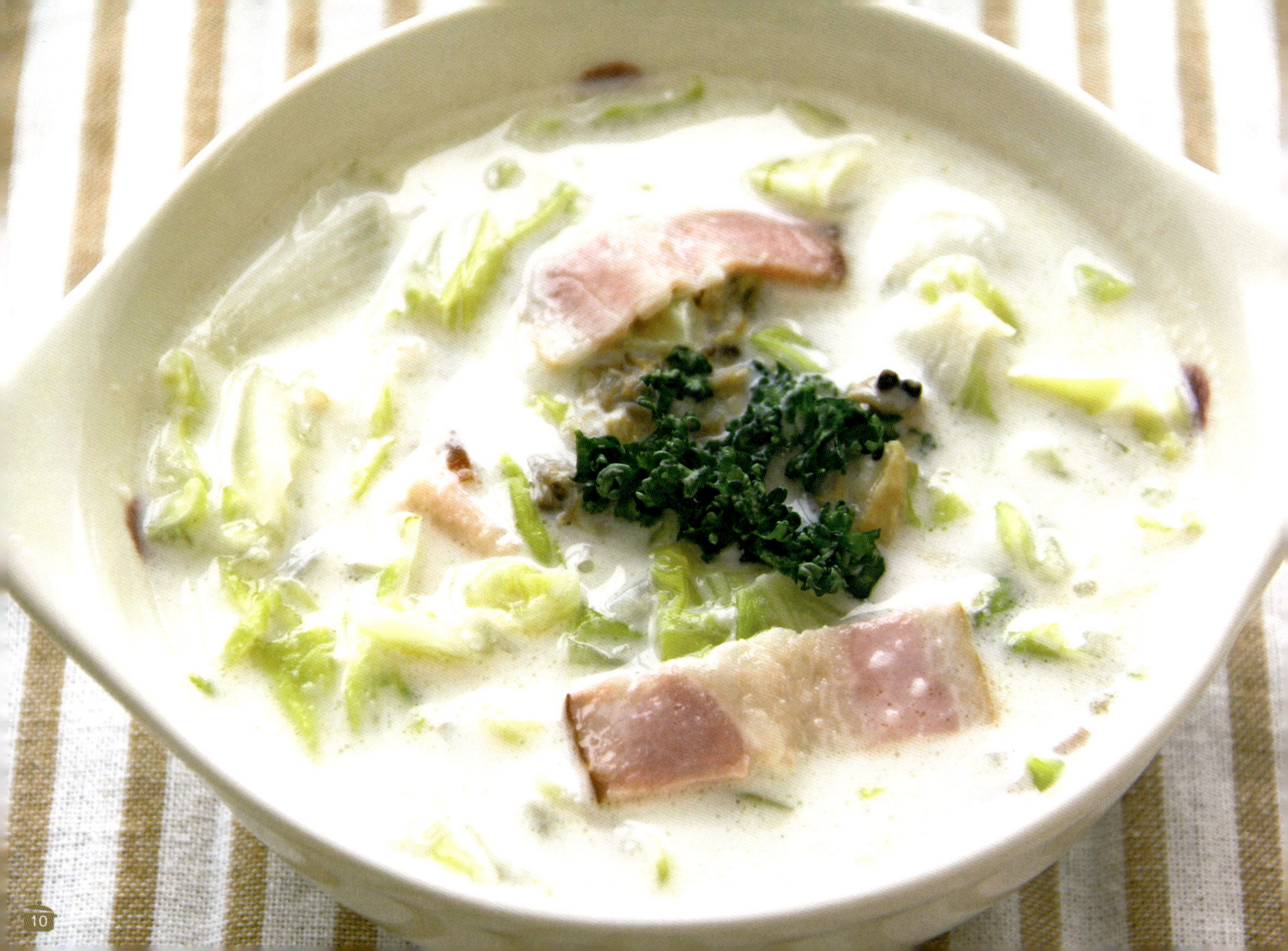

あさりと春野菜のシチュー

カロリー	たんぱく質	脂質	塩分
267Kcal	17.3g	10.8g	2.4g

[材料] （ひとり分）

春キャベツ	1/12 個 （70g）
新玉葱	中サイズ 1/4 個 （60g）
ベーコン	20g
あさり水煮缶	30g
シチュールウ	大さじ 1.5 （14g）
牛乳	150ml （158g）
パセリ	適宜

❶ キャベツと新玉葱は 2cm 角、ベーコンは 1cm 幅に切る。

❷ 材料をポリ袋へ入れ、空気をしっかり抜き入口部分できつく結ぶ。

❸ ポット 98℃設定で 30 分湯煎する。

❹ ポットから取り出し、ポリ袋を軽く振り味を均一に整え、器に盛りつける。みじん切りにしたパセリを飾る。

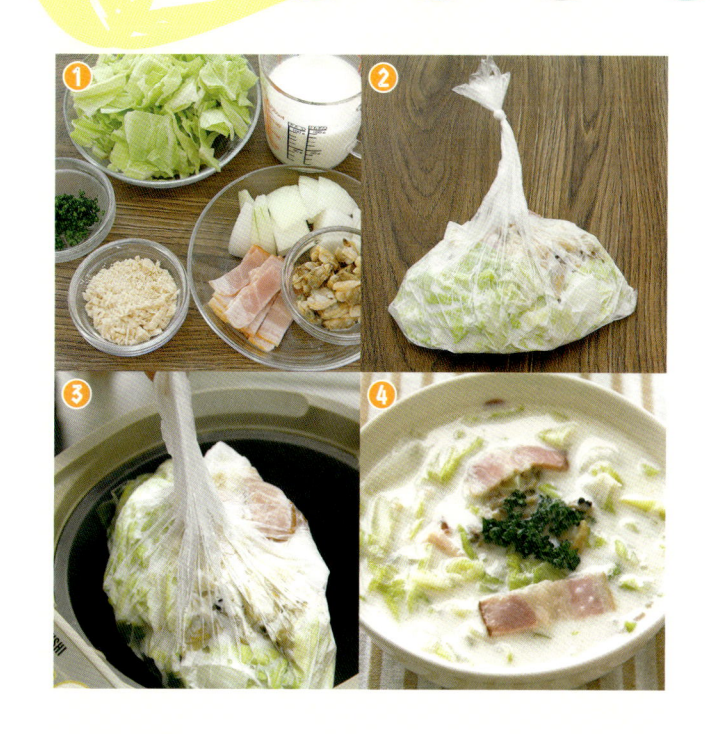

ワンポイントアドバイス

あさりに含まれる鉄分は、キャベツに含まれるビタミン C と一緒に摂ることで吸収率がアップします！ 水を使用せず最初から牛乳で煮込むため、エネルギー量とたんぱく質量が多く摂取できます。

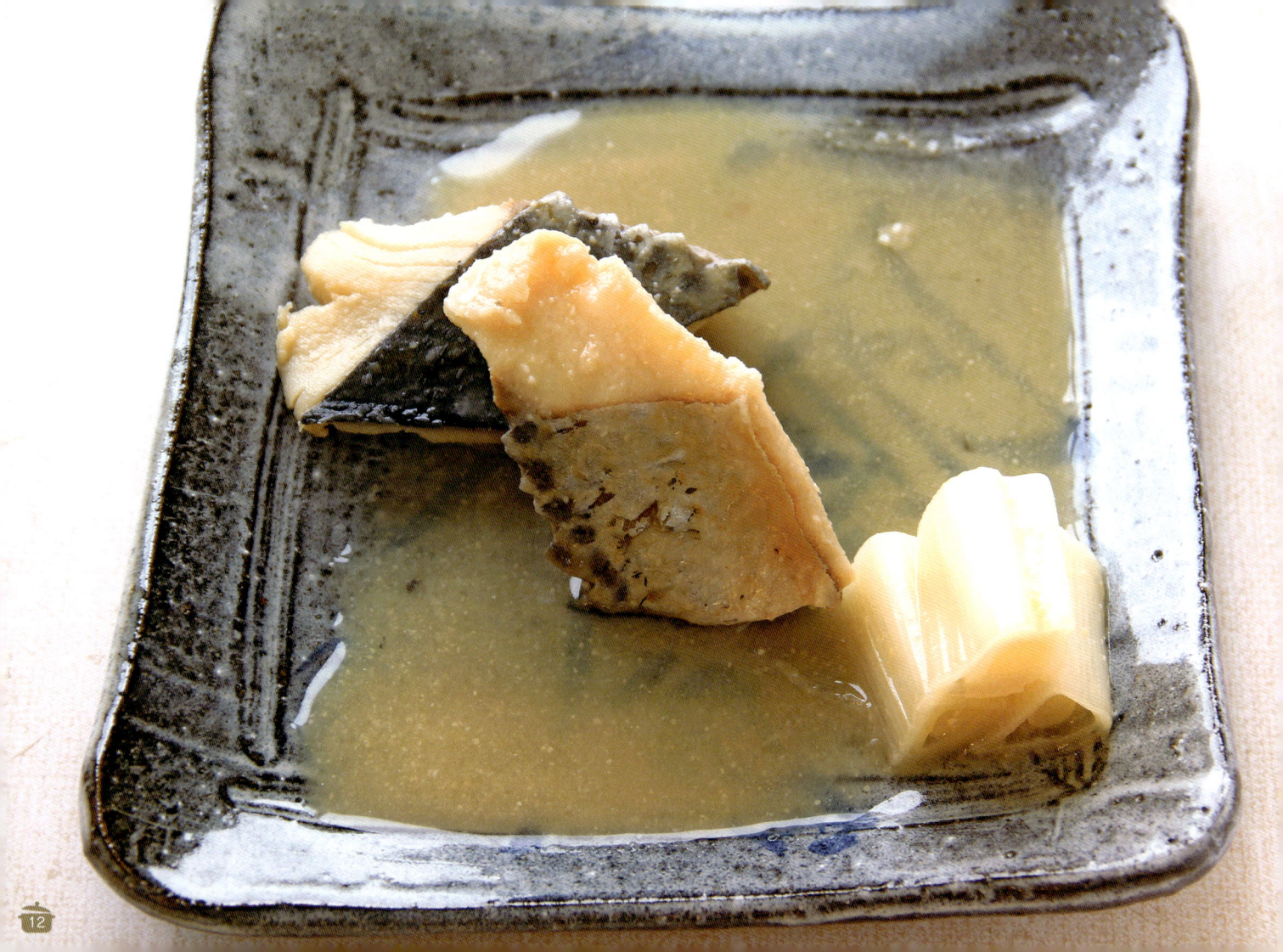

さわらの味噌煮

カロリー	たんぱく質	脂質	塩分
202Kcal	17.3g	8.3g	1.3g

[材料] （ひとり分）

さわら……………………………………… 1 切れ（80g）
長葱……………………………………………20g
白みそ……………………………… 大さじ 1/2 （9g）
みりん……………………………………… 大さじ 1 （18g）

❶ 長葱は 2cm に切る。

❷ ポリ袋に調味料を入れ合わせたところに材料を入れ、空気をしっかり抜き、入口部分できつく結ぶ。

❸ ポット 98℃設定で 20 分湯煎する。

❹ ポットから取り出して 10 ～ 15 分ほどそのまま置いて味を染み込ませる。さわらを皿に盛りつけ、長葱を添える。

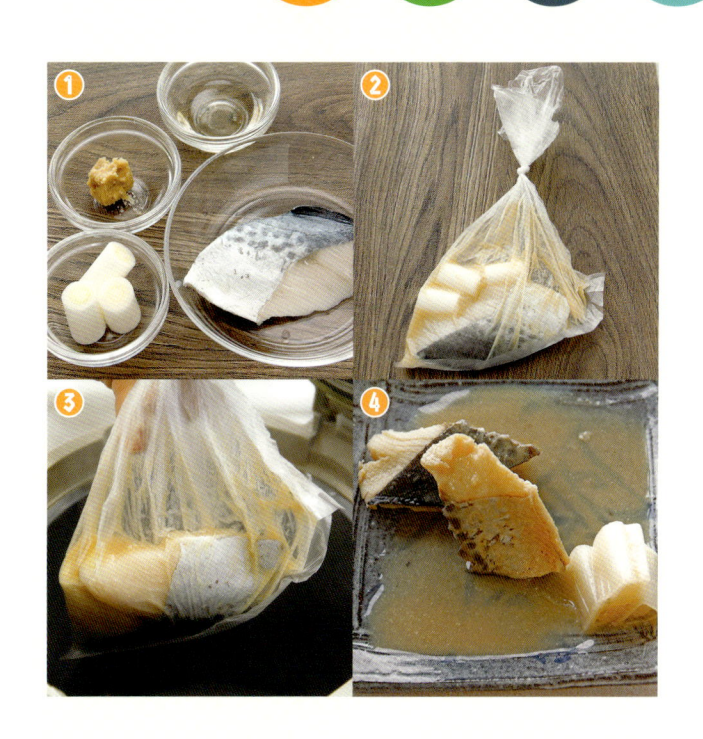

ワンポイントアドバイス

咀嚼力が低下している場合は、長葱を短めの薄切りにすると食べやすくなります。さわらは高たんぱく質な食材で、魚脂（DHA、EPA）も豊富です。DHA や EPA には血液中の中性脂肪やコレステロールを低下させる作用などがありますので、生活習慣病予防にもおすすめの食材です。

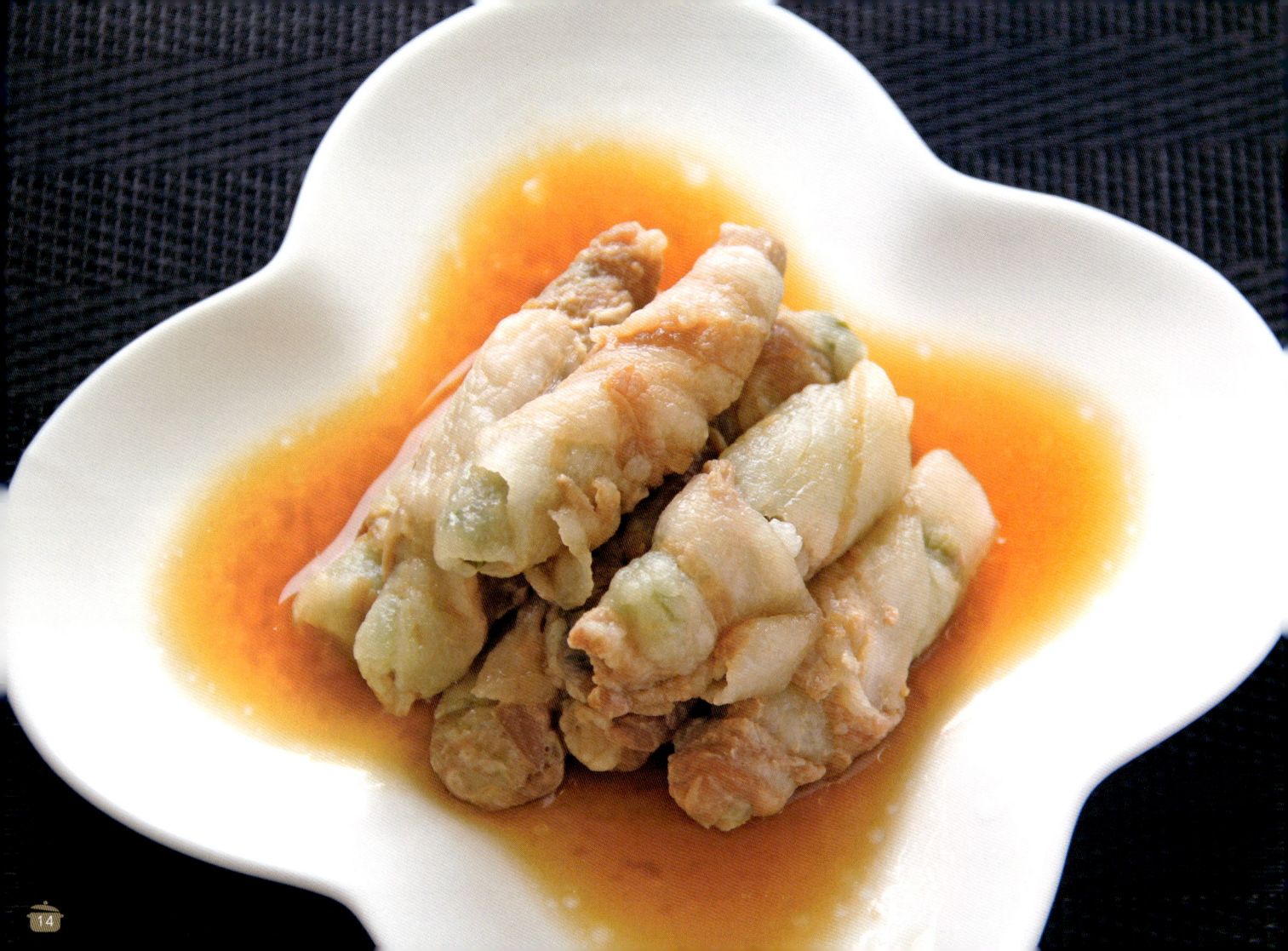

アスパラの肉巻き

カロリー	たんぱく質	脂質	塩分
274Kcal	11.2g	21.0g	1.7g

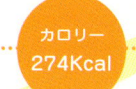

[材料]（ひとり分）

アスパラガス……………………………………… 1.5 本（30g）
豚肉（しゃぶしゃぶ用）………………………… 6 枚（60g）
醤油………………………………………… 大さじ 1/2（9g）
みりん…………………………………………… 小さじ 1（6g）
砂糖……………………………………………… 小さじ 1（3g）
オイスターソース…………………………… 小さじ 1/2（3g）

❶ アスパラガスは根元 2 ～ 3cm を切り落とし、残っ
た部分を 4 等分に切る。

❷ 切ったアスパラガスに豚肉を隙間なく巻きつけ
る。

❸ ポリ袋に調味料を入れて混ぜ合わせ、❶を並べて
入れ、空気をしっかり抜き入口部分できつく結ぶ。
ポット 98℃設定で 15 分湯煎する。

❹ 皿に盛りつける（食べづらいときは薄めに切る）。

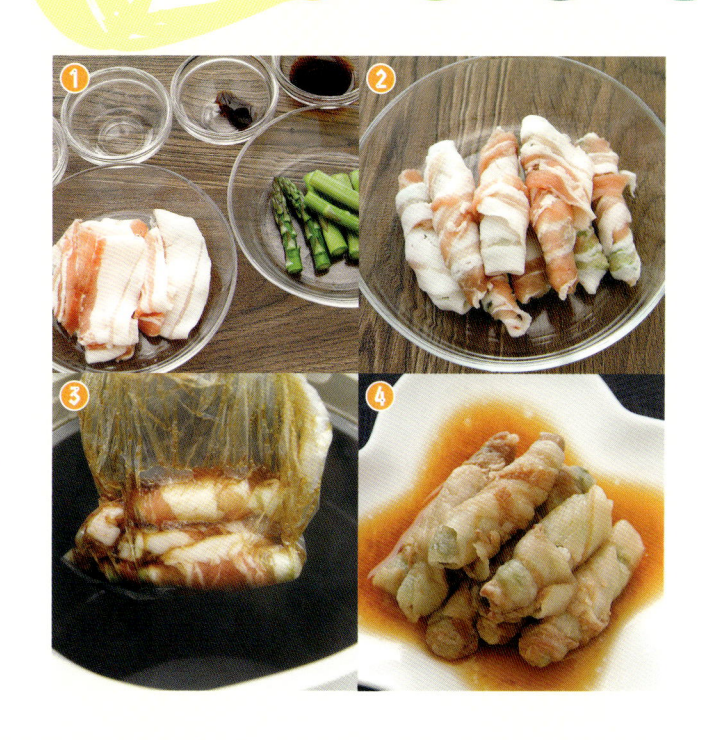

ワンポイントアドバイス

アスパラガスの根元は硬いため、2 ～ 3cm 切り落としましょう。豚肉は、しゃぶしゃぶ用を使用すると、咀嚼力が弱くなった方でも食べやすくなります。

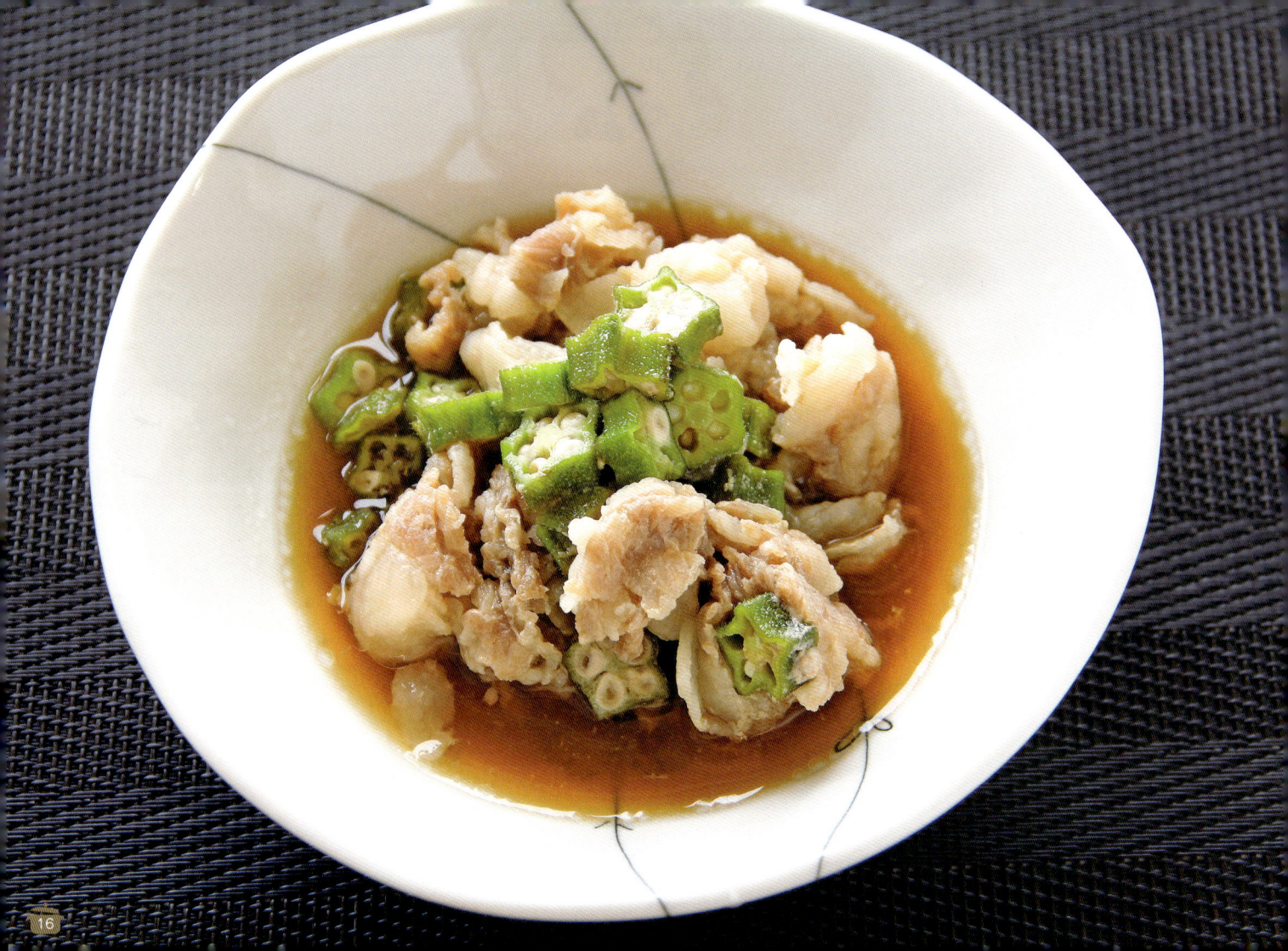

オクラと豚肉の煮物

カロリー	たんぱく質	脂質	塩分
380Kcal	11.8g	28g	1.8g

[材料]（ひとり分）

オクラ……………………………………………… 3本（40g）
豚肉（しゃぶしゃぶ用）………………………… 7枚（70g）
醤油、みりん…………………………… 各大さじ 2/3（12g）
料理酒……………………………………… 大さじ 2/3（10g）
砂糖………………………………………… 小さじ 1（3g）
ごま油……………………………………… 小さじ 1（4g）
塩………………………………………………………少々

❶ オクラはヘタとガクの部分を切り落とし、塩でこすりながら産毛を取る。水で洗い流し斜め薄切りに切る。豚肉は 1cm 幅に切る。

❷ ポリ袋に豚肉と調味料を入れ 10 分置く（下味をつける）。その後、オクラを入れて空気をしっかり抜き、入口部分できつく結ぶ。

❸ ポット 98℃設定で 15 分湯煎する。

❹ 袋の上から豚肉を軽くほぐし、皿に盛りつける。

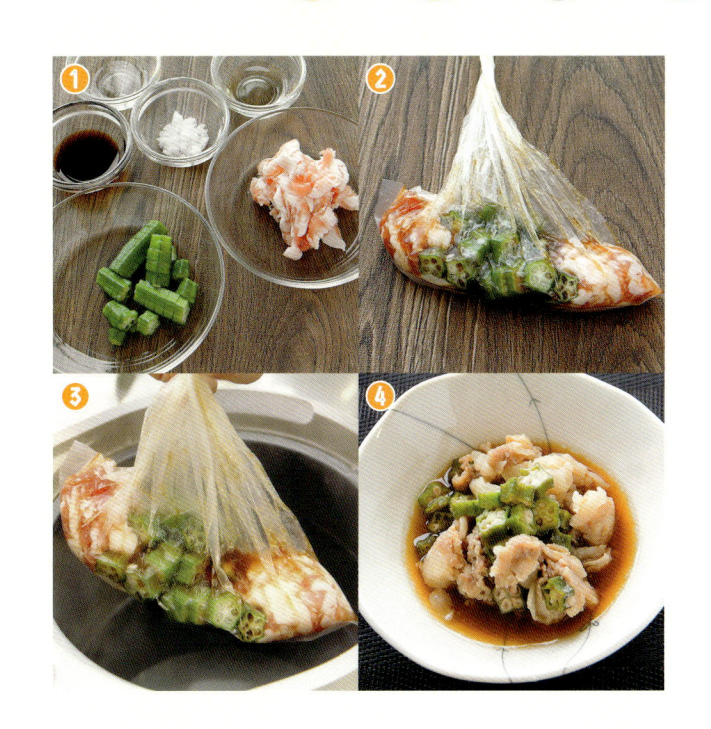

ワンポイントアドバイス

オクラはまな板の上で数本まとめて板ずりしても良いでしょう。オクラのヌメリ成分のひとつである "ムチン" はたんぱく質の消化吸収を助け、胃の粘膜を保護する働きをするため、夏にぴったりな食材です。

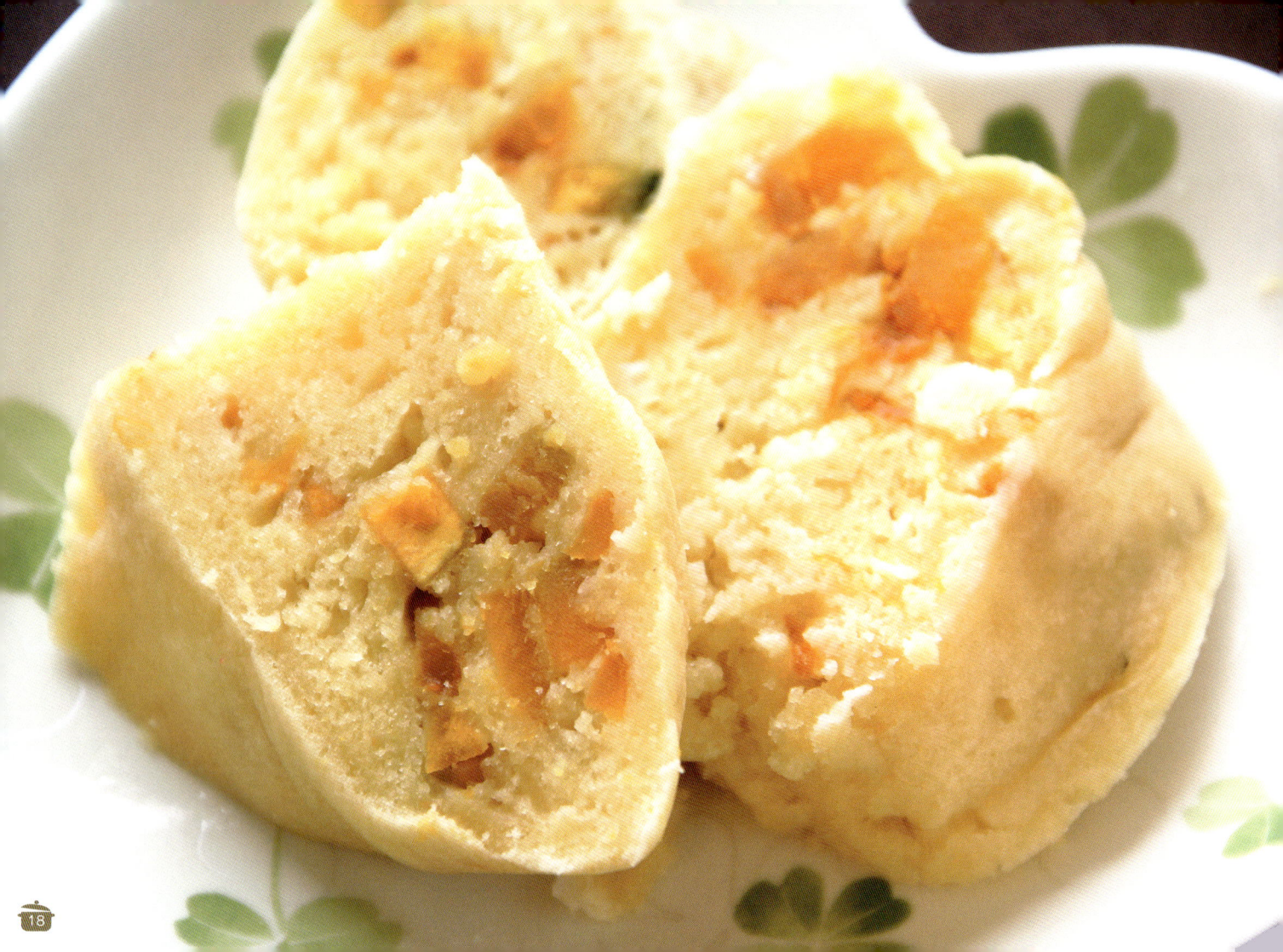

かぼちゃ入り蒸しパン

カロリー	たんぱく質	脂質	塩分
667Kcal	18.0g	21.4g	1.5g

[材料]（ひとり分）

ホットケーキミックス	100g
牛乳	100ml（105g）
卵	1 個
バター	大さじ 3/4 （10g）
砂糖	大さじ 1 と 2/3 （15g）
かぼちゃ	50g

❶ かぼちゃの皮をそぎ取り、火が通りやすいように小さめ（薄く）に切る。バターは 1cm 角に切る。

❷ ポリ袋に卵とバターを入れてよく揉みこむように合わせ、バターの塊がなくなったら牛乳と砂糖を加えてさらに合わせる。

❸ ❷にホットケーキミックスを加えてダマがないように合わせる。粉っぽさがなくなったらかぼちゃを入れて軽く混ぜ、空気をしっかり抜き入口部分できつく結ぶ。ポット 98℃設定で 40 分湯煎する。

❹ ポットから取り出し、食べやすい大きさにカットする。

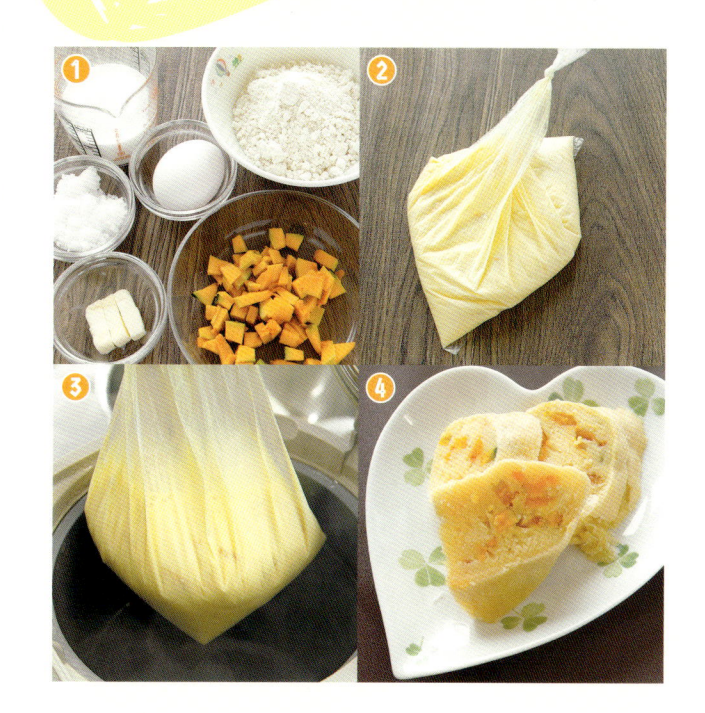

 ワンポイントアドバイス

時間が経つと少し硬くなるので、早めに食べましょう。かぼちゃは、ビタミン A・C・E などの体を酸化から守る抗酸化成分が豊富に含まれており、オススメの食材です。

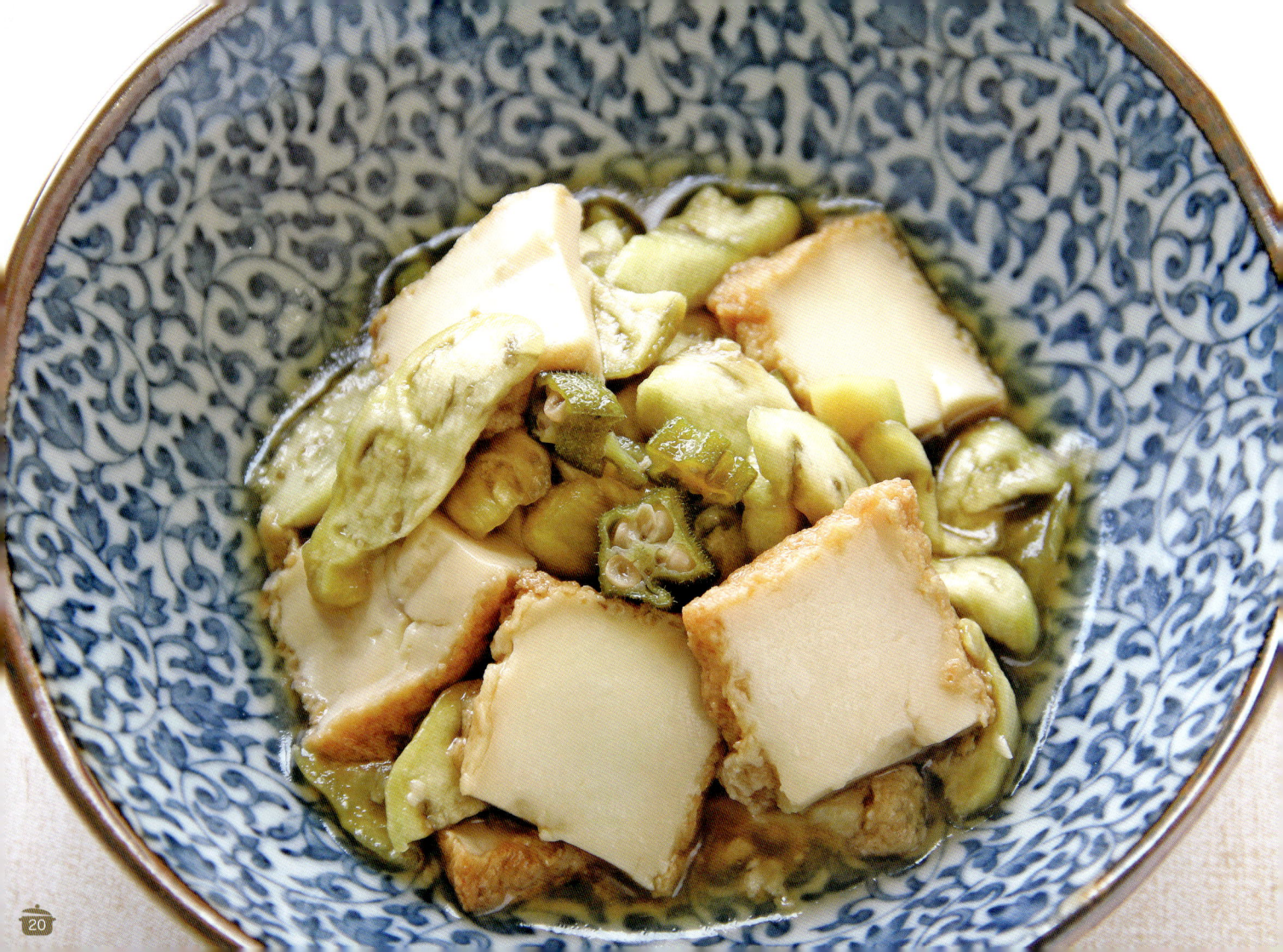

茄子と生揚げの煮物

カロリー	たんぱく質	脂質	塩分
130Kcal	8.0g	6.9g	1.2g

[材料]（ひとり分）

茄子	70g
生揚げ	60g
オクラ	小サイズ 1 本（10g）
めんつゆ三倍凝縮	小さじ 1（6g）
砂糖	小さじ 2/3（2g）
料理酒	小さじ 1（5g）
醤油	小さじ 2/3（4g）

❶ 茄子は皮をむき、ヘタを切り落として縦半分に切り、端から斜めに 5mm 厚さに切る。水にさらして軽くアク抜きをする。オクラはヘタを切り落として薄切り、生揚げは 5mm 厚さに切る。

❷ 調味料をポリ袋へ入れ混ぜ合わせ、切った材料を入れる。空気をしっかり抜き入口部分できつく結ぶ。

❸ ポット 98℃設定で 20 分湯煎する。

❹ ポリ袋から取り出し盛りつける。

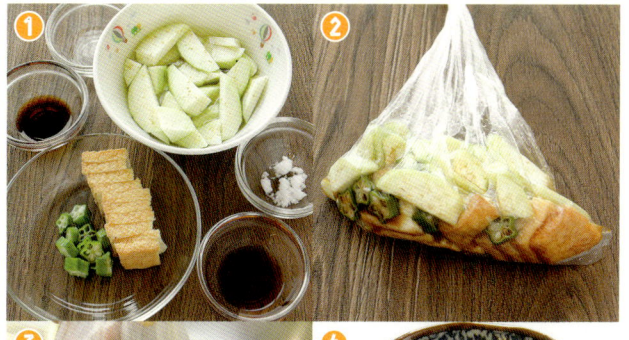

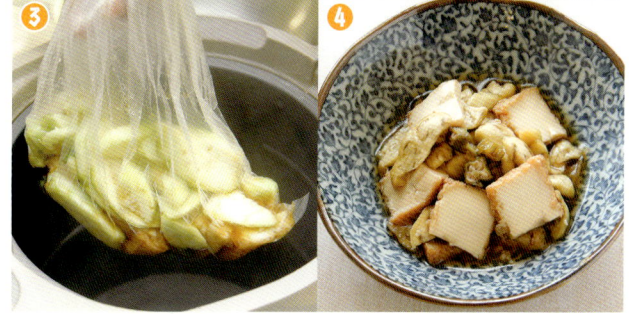

ワンポイントアドバイス

介護食として茄子を使用するときは、皮をむいた方が食べやすくなります。生揚げは豆腐よりもエネルギーアップが図れ、油揚げよりも食べやすい食品で、介護食に適しています。

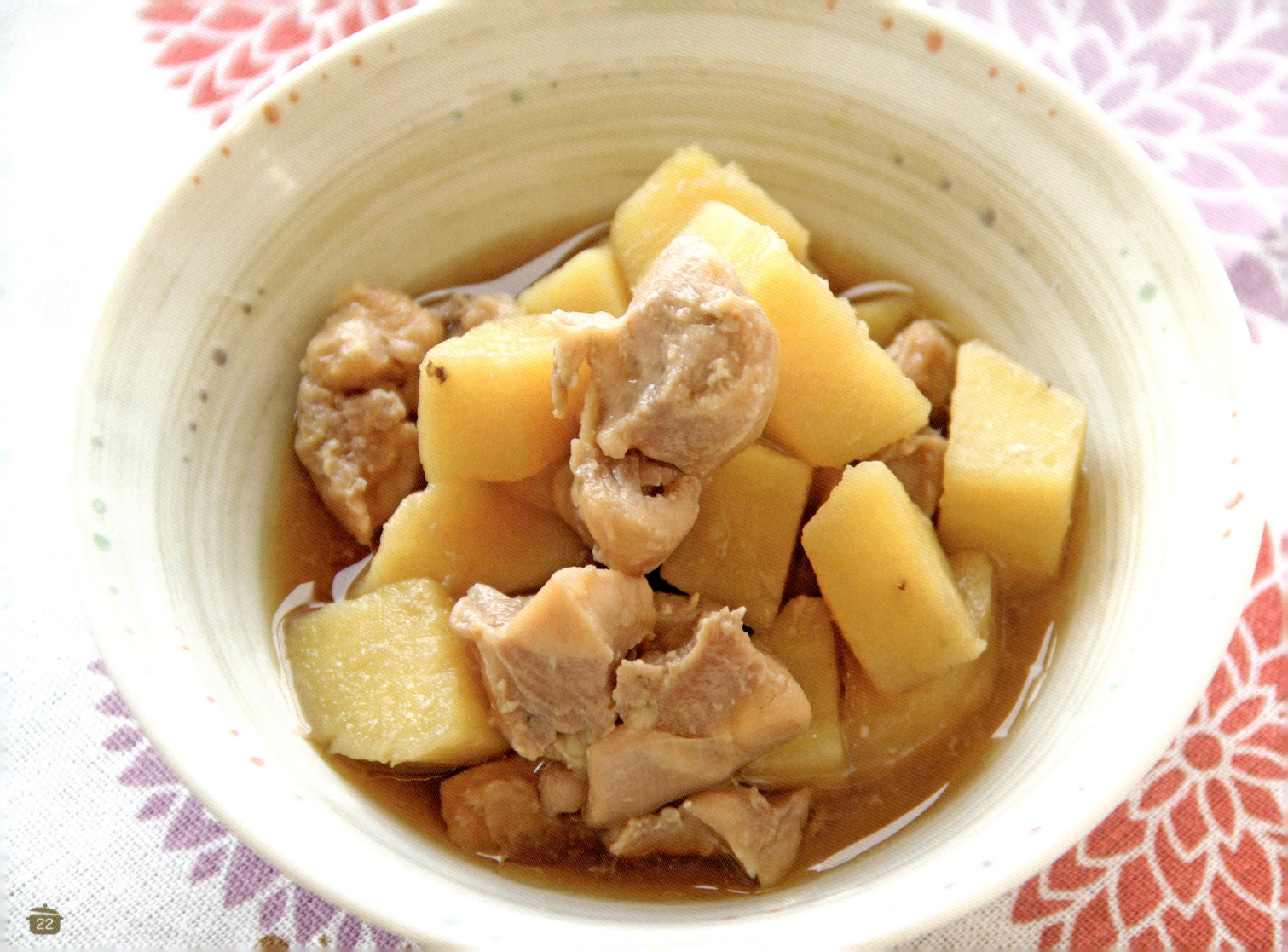

さつま芋と鶏肉の煮物

カロリー	たんぱく質	脂質	塩分
213Kcal	15.0g	2.9g	1.4g

[材料] （ひとり分）

鶏肉‥‥‥‥‥‥‥‥‥‥‥‥‥‥‥‥‥‥‥‥‥‥‥70g
さつま芋‥‥‥‥‥‥‥‥‥‥‥‥‥‥‥‥‥‥‥‥‥80g
砂糖‥‥‥‥‥‥‥‥‥‥‥‥‥‥‥‥‥小さじ 2/3 （2g）
みりん‥‥‥‥‥‥‥‥‥‥‥‥‥‥‥‥小さじ 1/2 （3g）
料理酒‥‥‥‥‥‥‥‥‥‥‥‥‥‥‥‥‥小さじ 1 （5g）
醤油‥‥‥‥‥‥‥‥‥‥‥‥‥‥‥‥‥大さじ 1/2 （9g）

❶鶏肉は皮をはぎ、ひと口大に切る。さつま芋は
2cm 角に切る。

❷調味料をポリ袋へ入れ混ぜ合わせ、鶏肉を入れて
10 分おき下味をつける。その後、さつま芋を入れ、
空気をしっかり抜き入口部分できつく結ぶ。

❸ポット 98℃設定で 30 分湯煎する。さつま芋が硬
い場合は 10 分追加する。

❹ポリ袋から取り出し盛りつける。

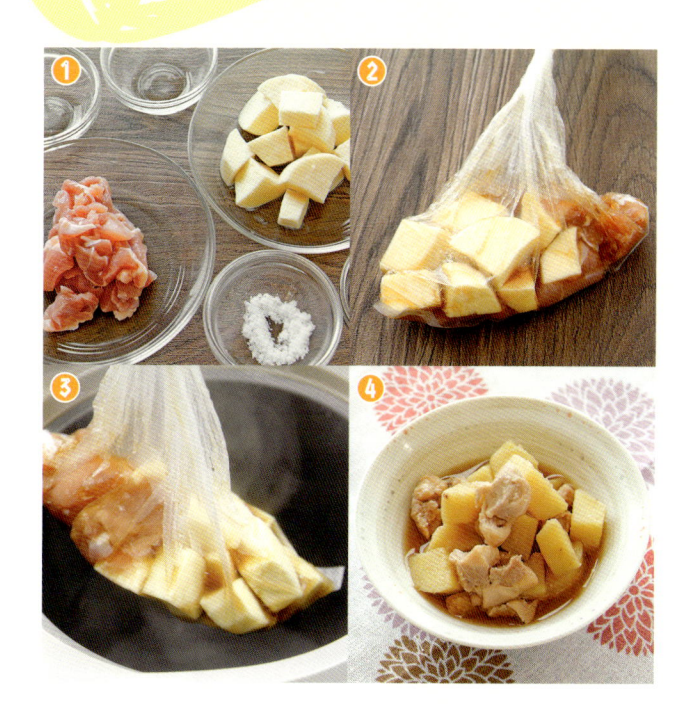

ワンポイントアドバイス

鶏肉の皮は食べづらいため、介護食にする場合は取り除きましょう。さつま芋は食物繊維が豊富なので、便秘の改善や動脈硬化の予防に役立ちます。塩分を排出するカリウムも多いので、高血圧の方にも有効です。

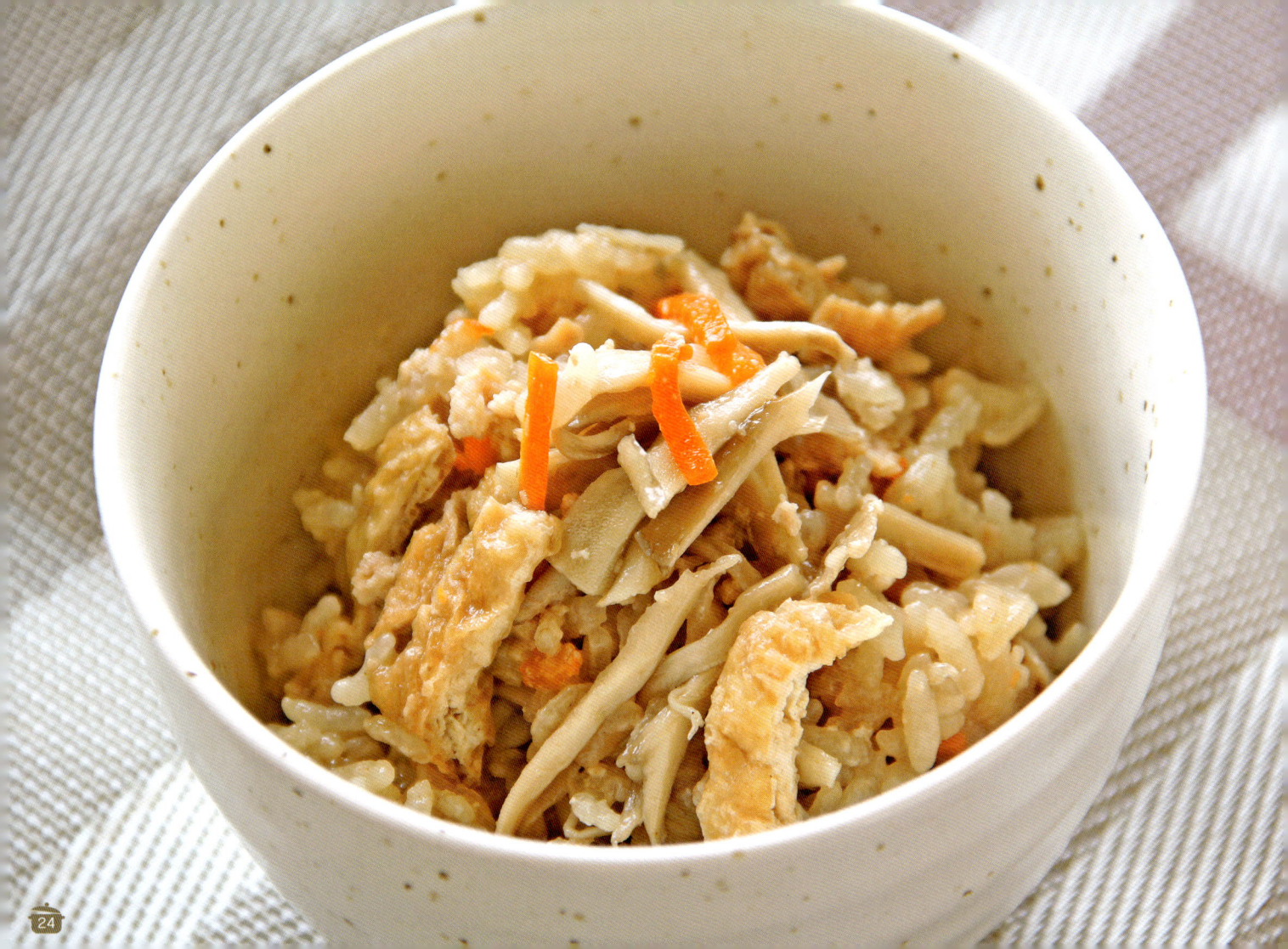

舞茸と鶏肉の炊き込みごはん

カロリー	たんぱく質	脂質	塩分
305Kcal	12.1g	4.1g	1.7g

[材料] （ひとり分）

うるち米 60g ／水 80g

鶏挽肉·······························30g
人参·································10g
油揚げ·································3g
舞茸·································15g
★砂糖 小さじ 2/3 （2g）／みりん 小さじ 1/2 （3g）／
醤油 大さじ 1/2 （8g）／顆粒だし 小さじ 1/4 （1g）

❶材料の下処理をする。米は研ぎ分量の水に浸漬させておく（30分）。人参、油揚げ、舞茸は短めの千切りにする。

❷切った具材、鶏挽肉と調味料（★）をポリ袋へ入れて味をなじませておく。

❸❷に❶の米を入れ、混ぜ合わせる。空気をしっかり抜き入口部分できつく結ぶ。ポット 98℃設定で 60 分湯煎する。

❹ポリ袋のまま具材とごはんを混ぜ合わせ、取り出して盛りつける。

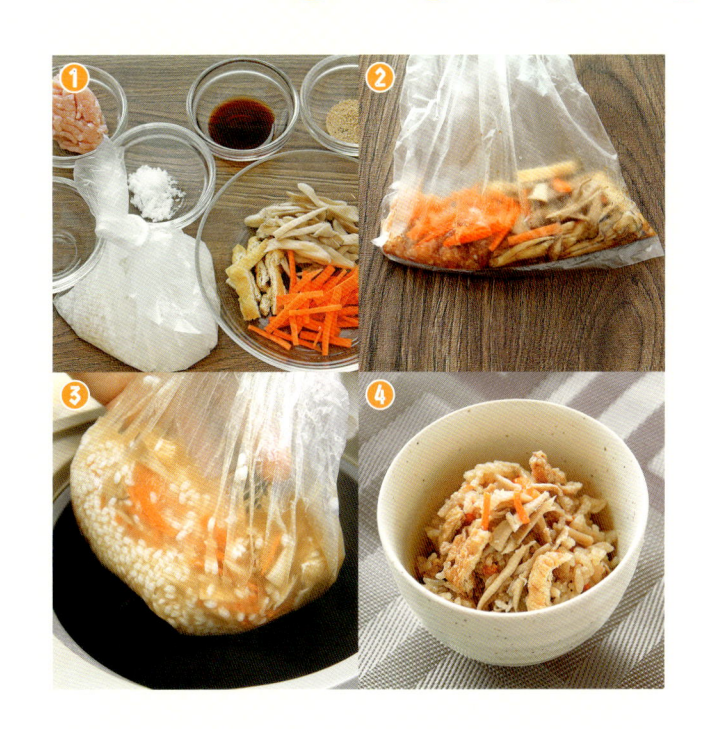

ワンポイントアドバイス

秋に美味しいきのこ類は食物繊維が豊富です。また、舞茸には免疫力を高める成分が多く含まれています。鶏肉を入れることで、高齢者に大切な動物性たんぱく質を摂ることができます。

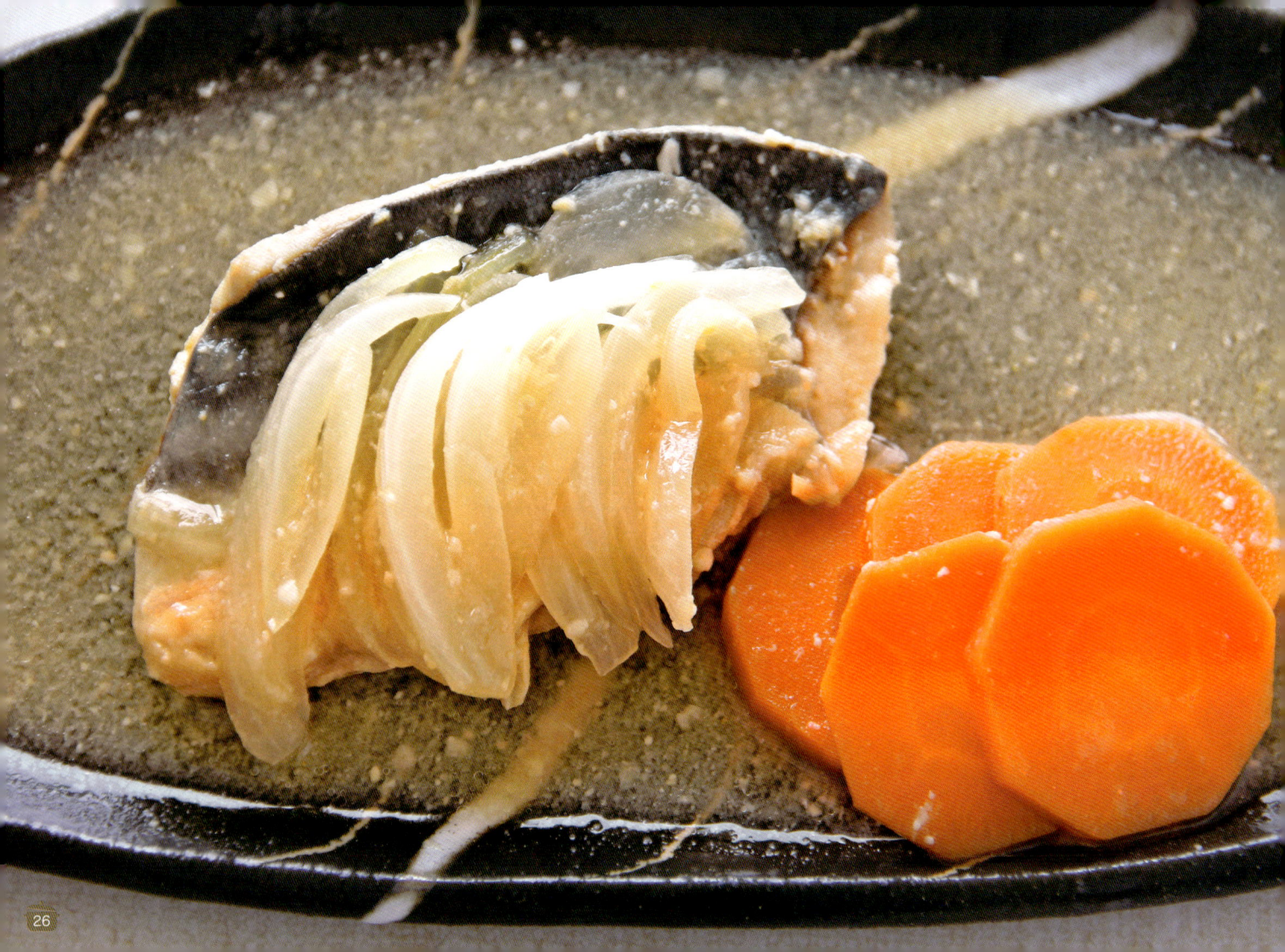

さばの味噌煮

カロリー	たんぱく質	脂質	塩分
219Kcal	16.5g	9.0g	1.8g

[材料]（ひとり分）

さば（半身）	70g
玉葱	20g（1/8 個）
人参	30g（1/4 本）
味噌	大さじ 1/2（9g）
みりん	小さじ 1 弱（5g）
砂糖	大さじ 1/2（4g）
醤油	小さじ 1/3（2g）
料理酒	大さじ 2/3（10g）

❶ さばに熱湯をかけて水気を拭き取る。玉葱は薄く
スライスする。人参は薄く輪切りにする。

❷ 調味料をポリ袋へ入れて混ぜ合わせる。❶を入れ
空気をしっかり抜き、入口部分できつく結ぶ。

❸ ポット 98℃設定で 25 分湯煎する。

❹ ポリ袋をポットから取り出し、10 ～ 15 分ほどそ
のまま置いて味を染み込ませる。さばを盛りつけ、
人参を添える。

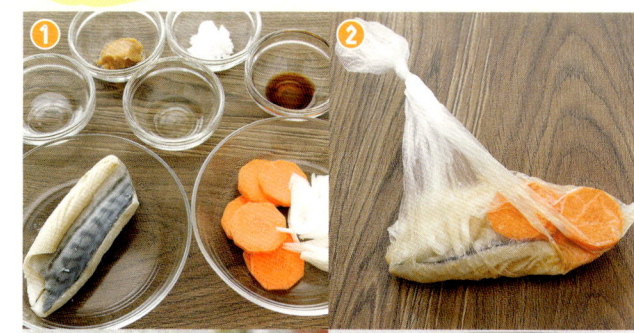

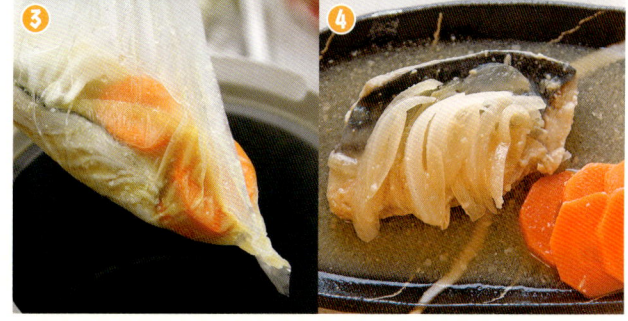

ワンポイントアドバイス
秋から冬が旬のさばは脂のりが良く、旨み成分が増えるために美味しくなります。さばの脂は EPA や DHA が豊富で血液をサラサラにしたり、脳細胞と網膜に有効に働いてくれます。抗酸化作用のある人参と組み合わせることで魚油の酸化を防いでくれます。

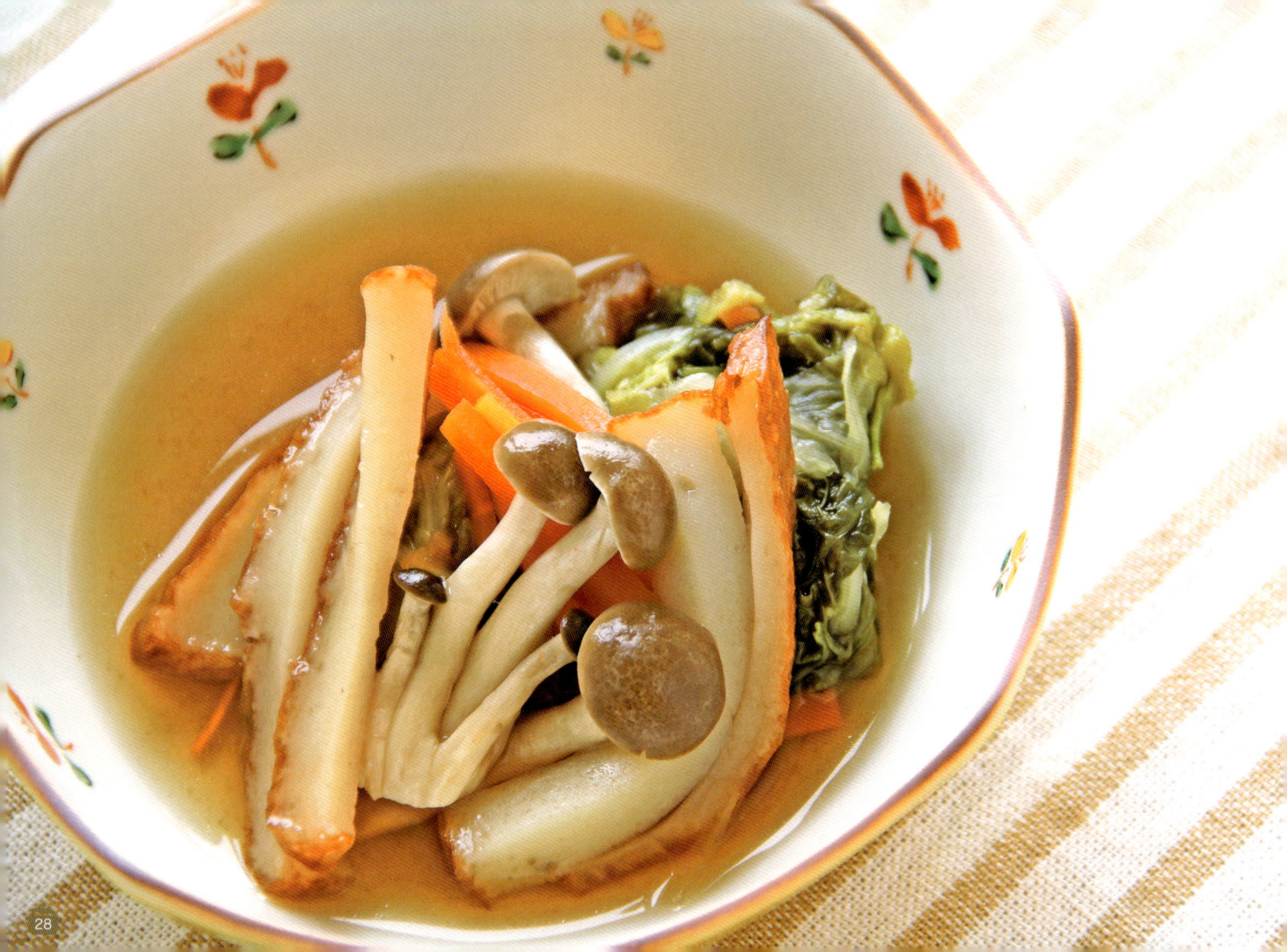

白菜の煮浸し

カロリー	たんぱく質	脂質	塩分
53Kcal	3.3g	0.8g	1.2g

[材料]（ひとり分）

白菜·······························60g
さつま揚げ·························15g
人参·······························15g
しめじ·····························10g
★醤油 小さじ 1（5g）／砂糖 小さじ 2/3（2g）／みりん
小さじ 1/3（2g）／料理酒 小さじ 1/2（3g）／水 大さじ
1（15g）／顆粒だし 小さじ 1/8（0.5g）

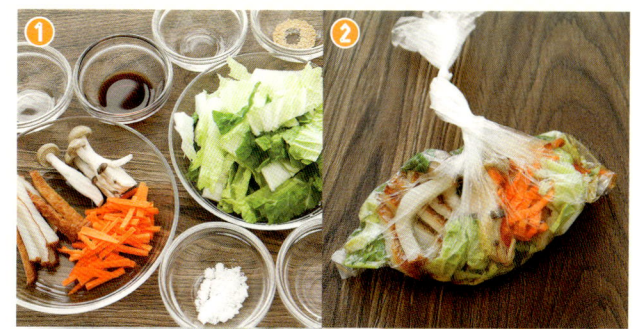

① 白菜は 1cm 幅、さつま揚げと人参は 2mm 幅の
細切りにする。しめじは石付きを切りおとし、手
でほぐす。

② ポリ袋に調味料（★）を入れ混ぜ合わせたところ
に材料を入れる。空気をしっかり抜き、入口部分
できつく結ぶ。

③ ポット 98℃設定で 25 分湯煎する。

④ ポットから取り出し 10 ～ 15 分ほどそのまま置
いて味を染み込ませる。その後、器に盛りつける。

 ワンポイントアドバイス

さつま揚げを加えることで、たんぱく質を摂ることができます。白菜は外葉にもっともビタミン C が含まれています。きれいに洗い、無駄
なく使用しましょう。

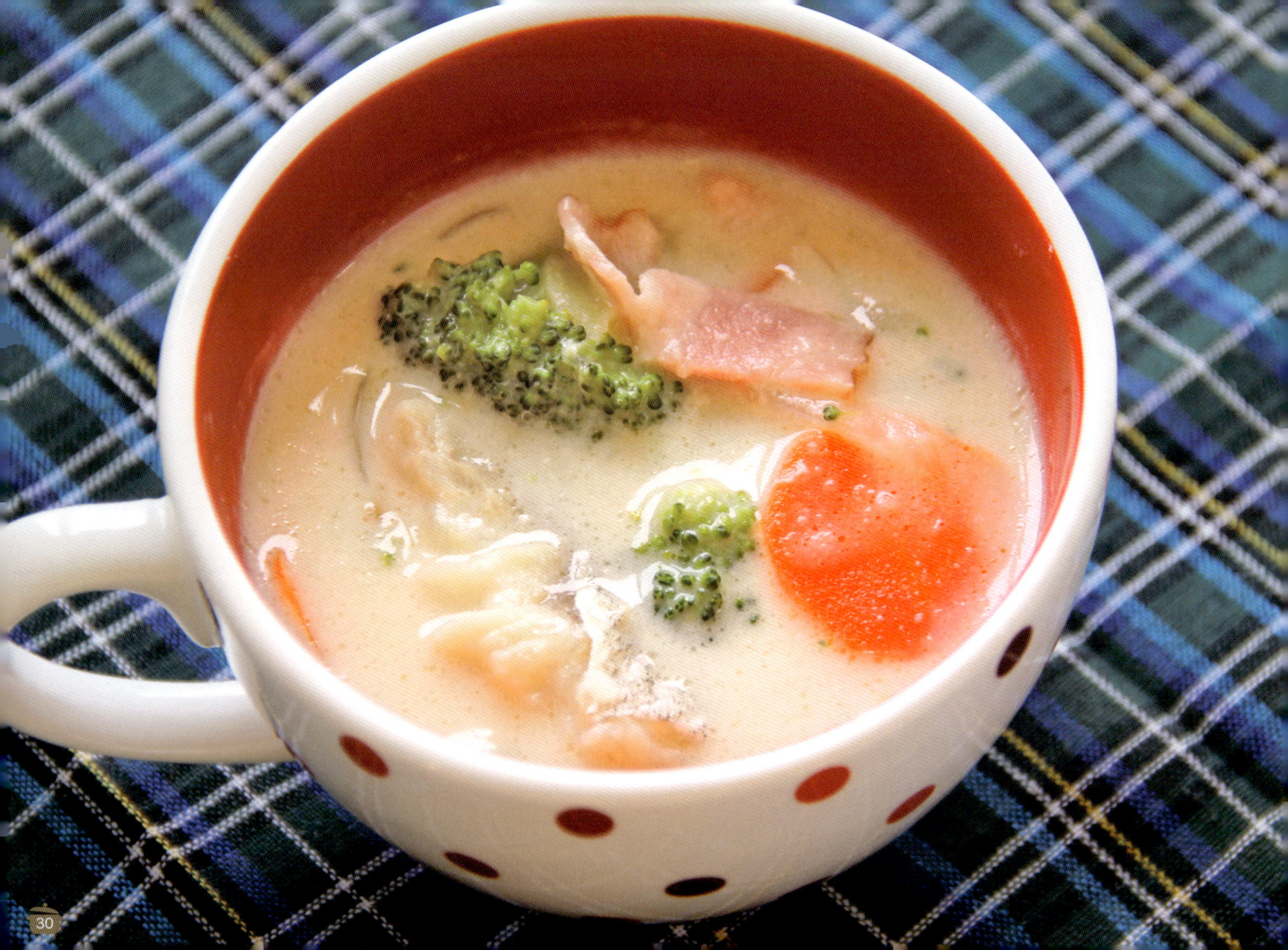

たらのクリーム煮

カロリー	たんぱく質	脂質	塩分
186Kcal	12.3g	6.7g	2.0g

[材料] （ひとり分）

まだら……………………………… 30g （小 1 切れ）
玉葱………………………………………30g
人参………………………………………20g
ブロッコリー……………………………20g
じゃが芋…………………………………30g
ベーコン…………………………………10g
★牛乳 70ml （73g） ／水 大さじ 2 （30g） ／シチュールウ
大さじ 1 強 （10g） ／コンソメ 小さじ 1/5 （1g）

❶ 玉葱とベーコンは薄くスライス、人参は薄く輪切り、じゃが芋は小さめの乱切り、ブロッコリーは小房に分ける。

❷ ポリ袋に★を入れて合わせ、❶を入れる。ポリ袋に材料と調味料を入れ、空気をしっかり抜き入口部分できつく結ぶ。

❸ ポット 98℃設定で 30 分湯煎する。

❹ 器に盛りつける。

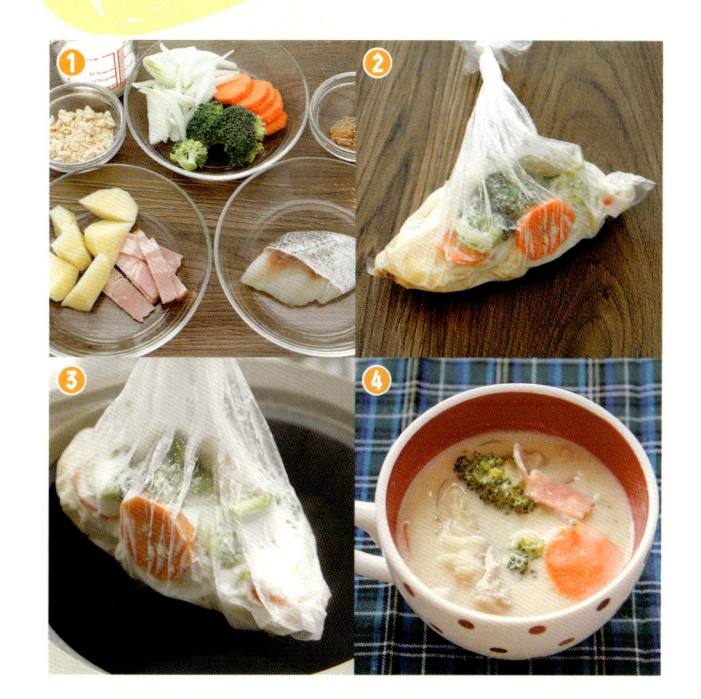

 ワンポイントアドバイス

たらは低カロリー高たんぱく食品で、旨み成分が豊富な魚です。不足する栄養素を緑黄色野菜や牛乳で補うことで、バランスよく栄養を摂ることができます。

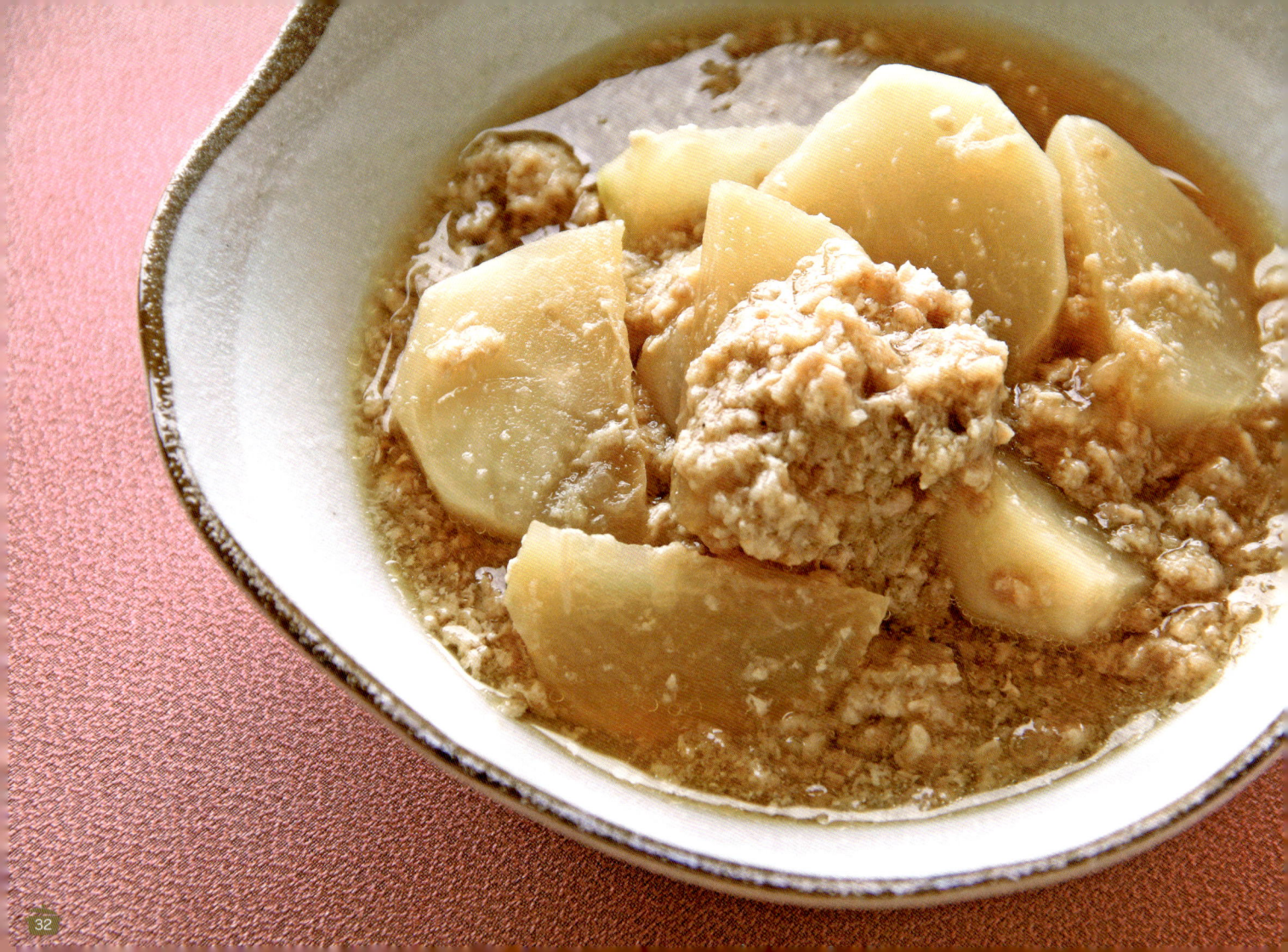

かぶのやわらか煮

カロリー	たんぱく質	脂質	塩分
176Kcal	12.2g	4.3g	1.8g

[材料] （ひとり分）

かぶ……………………………… 120g（中サイズ1個）
鶏挽肉………………………………………………50g
★下味用：料理酒／おろし生姜 各小さじ1/2（3g）
◎水 50ml（50g）／砂糖 小さじ1（3g）／みりん 小さじ
1(6g)／料理酒 大さじ2/3(10g)／醤油 小さじ2(12g)／
片栗粉 小さじ2/3（2g）

❶かぶは皮をむきくし形に切る。ポリ袋に鶏肉を入
れ、料理酒とおろし生姜（★）を入れて10分置
き下味をつける。

❷❶に切ったかぶと調味料（◎）、分量の水で溶いた
片栗粉を入れてかき混ぜる。空気をしっかり抜き
入口部分できつく結ぶ。

❸ポット98℃設定で30分湯煎する。

❹ひき肉を軽く砕き、器に盛りつける。

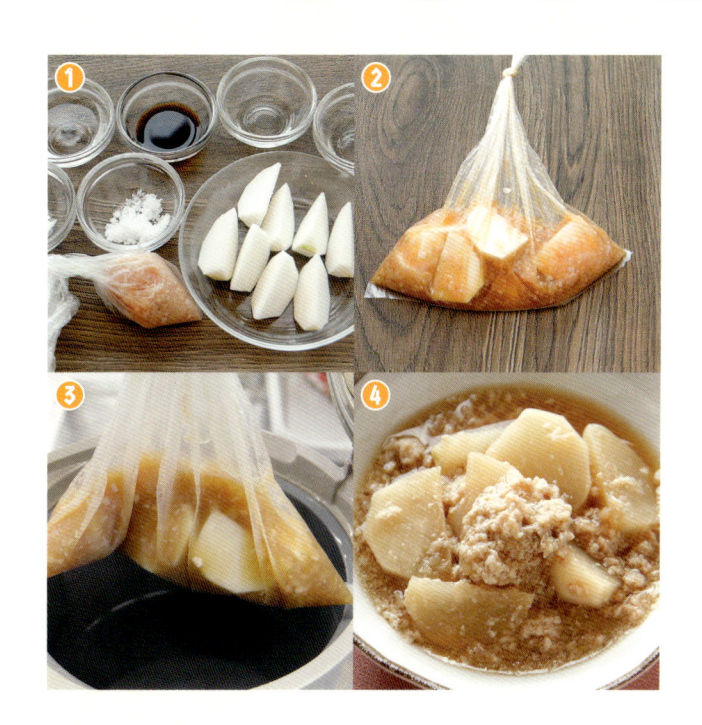

ワンポイントアドバイス

かぶは加熱で容易にやわらかくなるため、介護食に適した食材です。ひき肉はそぼろ状になるため、片栗粉でとろみをつけることで食べやす
くなります。

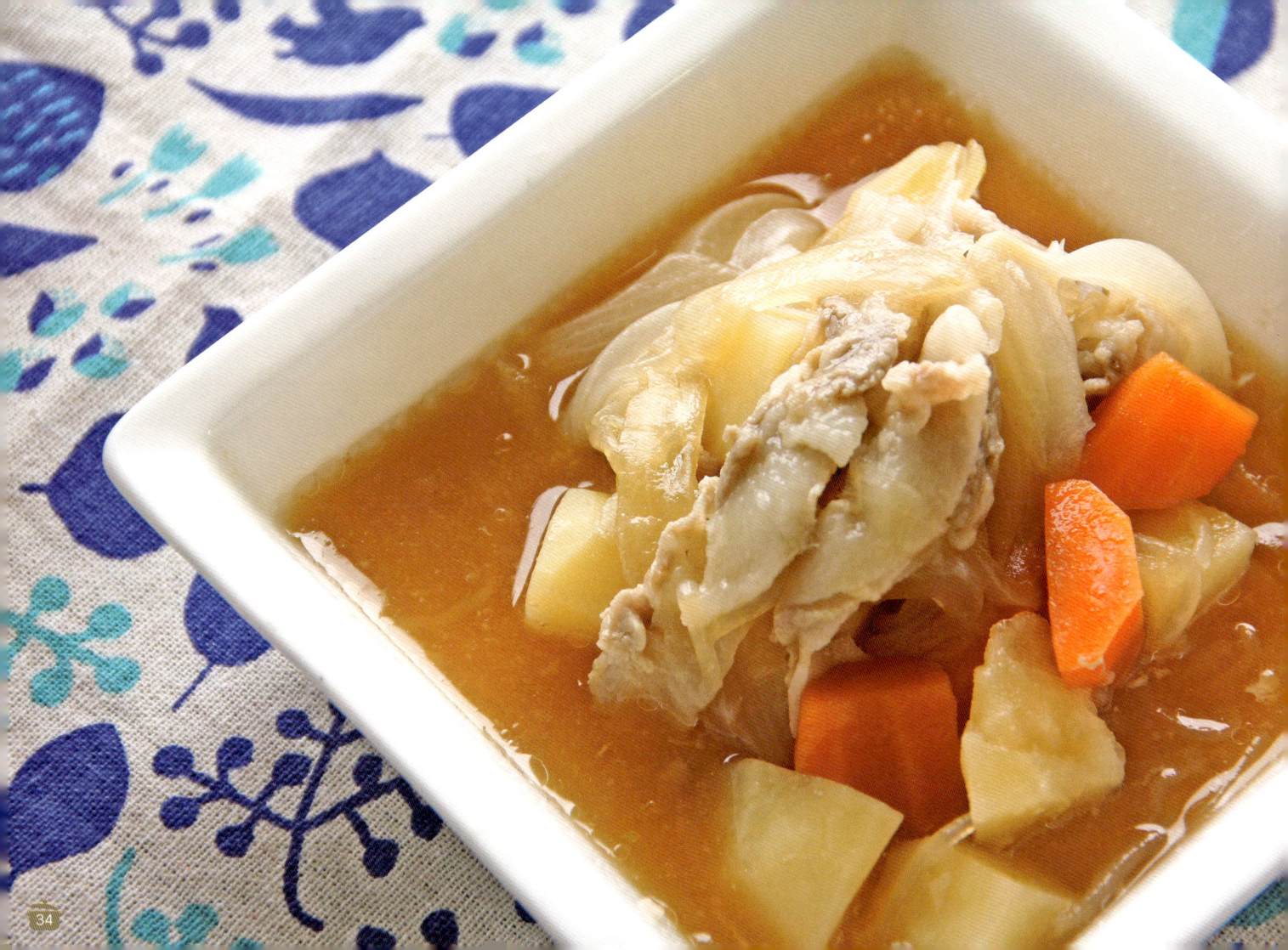

肉じゃが

カロリー	たんぱく質	脂質	塩分
247Kcal	9.9g	10.8g	1.3g

[材料] （ひとり分）

豚肉（しゃぶしゃぶ用）……………………………40g
じゃが芋……………………………………………60g
人参…………………………………………………20g
玉葱…………………………………………………40g
糸こんにゃく………………………………………15g
★水 50ml（50g）／砂糖 小さじ 1（3g）／みりん 大さじ 1/2
（9g）／料理酒 小さじ 1/2（3g）／醤油 大さじ 1/2（9g）／
片栗粉 小さじ 1/3（1g）

❶ 豚肉は 3cm 幅、じゃが芋は小さめに等分、人参
は小さめの乱切り、玉葱は 1/4 カットにし 5mm
程度にスライス、糸こんにゃくは 2cm 程度の長
さに切る。

❷ ポリ袋に調味料（★）を入れて混ぜ合わせ、材料を
入れる。空気をしっかり抜き入口部分できつく結ぶ。

❸ ポット 98℃設定で 30 分湯煎する。

❹ ポットから取り出し、10 ～ 15 分ほどそのまま置
いて味を染み込ませる。その後、器に盛りつける。

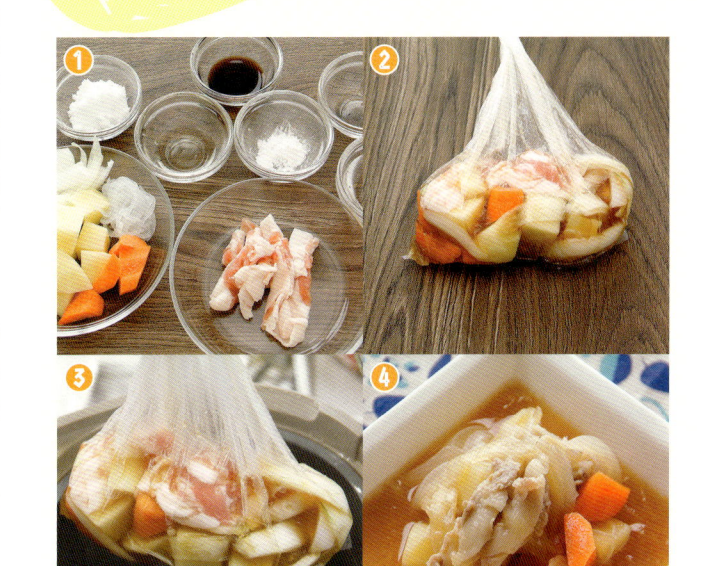

ワンポイントアドバイス

玉葱に豊富に含まれるアリシンは、豚肉に多いビタミン B1 の吸収を高める成分です。

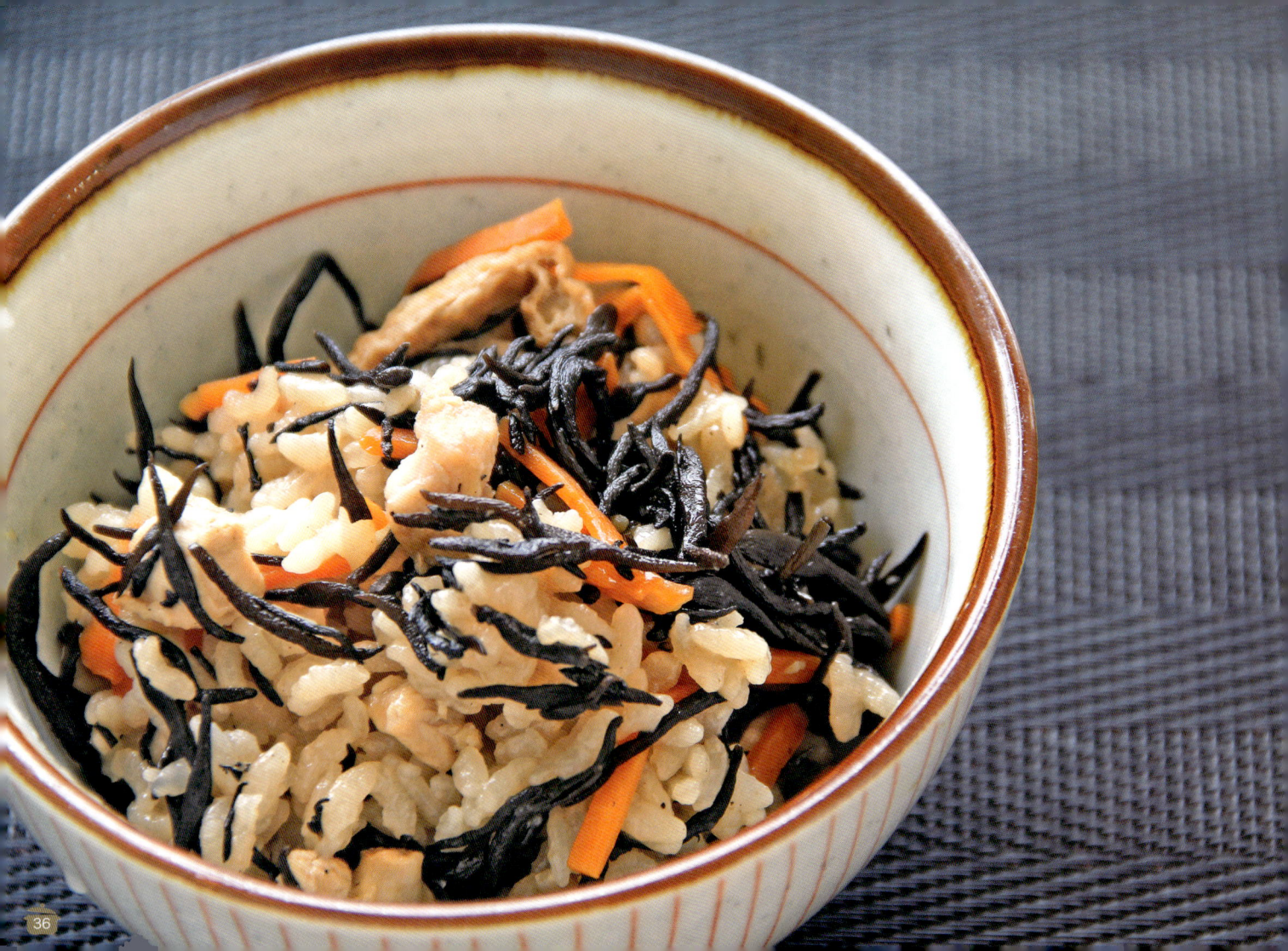

鶏肉入りひじきごはん

[材料] （ひとり分）

米 50g ／水 75g

芽ひじき……………………………………………… 2g

鶏もも肉……………………………………………25g

人参…………………………………………………10g

油揚げ………………………………………………… 5g

★醤油 小さじ 1 強（7g）／みりん 小さじ 1/3（2g）／砂糖 小さじ 1/3（1g）／料理酒 小さじ 1/2（3g）／顆粒だし 小さじ 1/8（0.5g）

❶米は研ぎ分量の水に浸漬させておく（30 分）。ひじきは水で戻す。鶏肉はひと口大、人参と油揚げは 2 ～ 3cm の千切りに切る。

❷ポリ袋に調味料（★）を入れて合わせ、米と水を入れる。上に残りの具材を入れて空気をしっかり抜き入口部分できつく結ぶ。

❸ポット 98℃設定で 60 分湯煎する。

❹器に盛りつける。

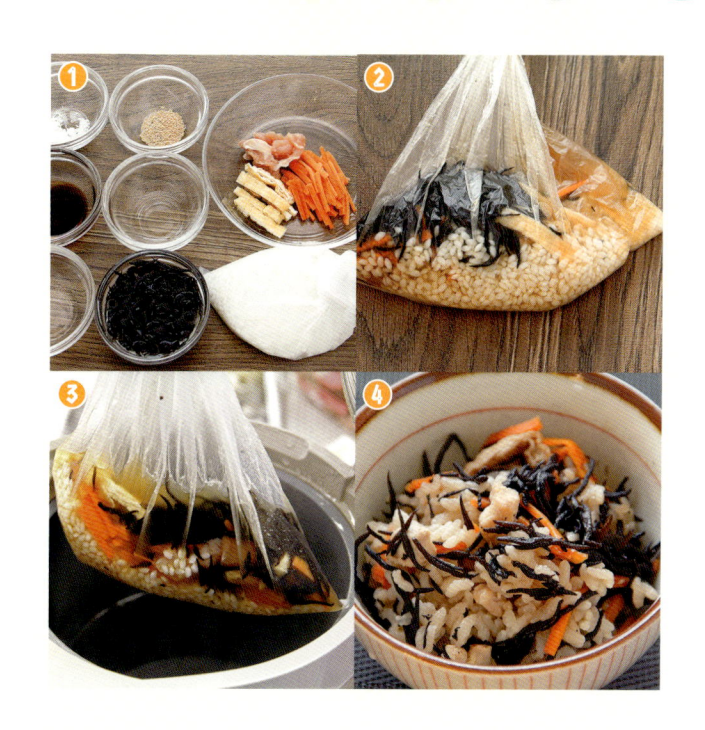

ワンポイントアドバイス 海藻類に含まれる水溶性の食物繊維は、糖質の腸内からの吸収を妨げることで血糖値の急上昇を防ぎ、コレステロールなどの余分な脂質を吸着し排出するなどの作用があります。

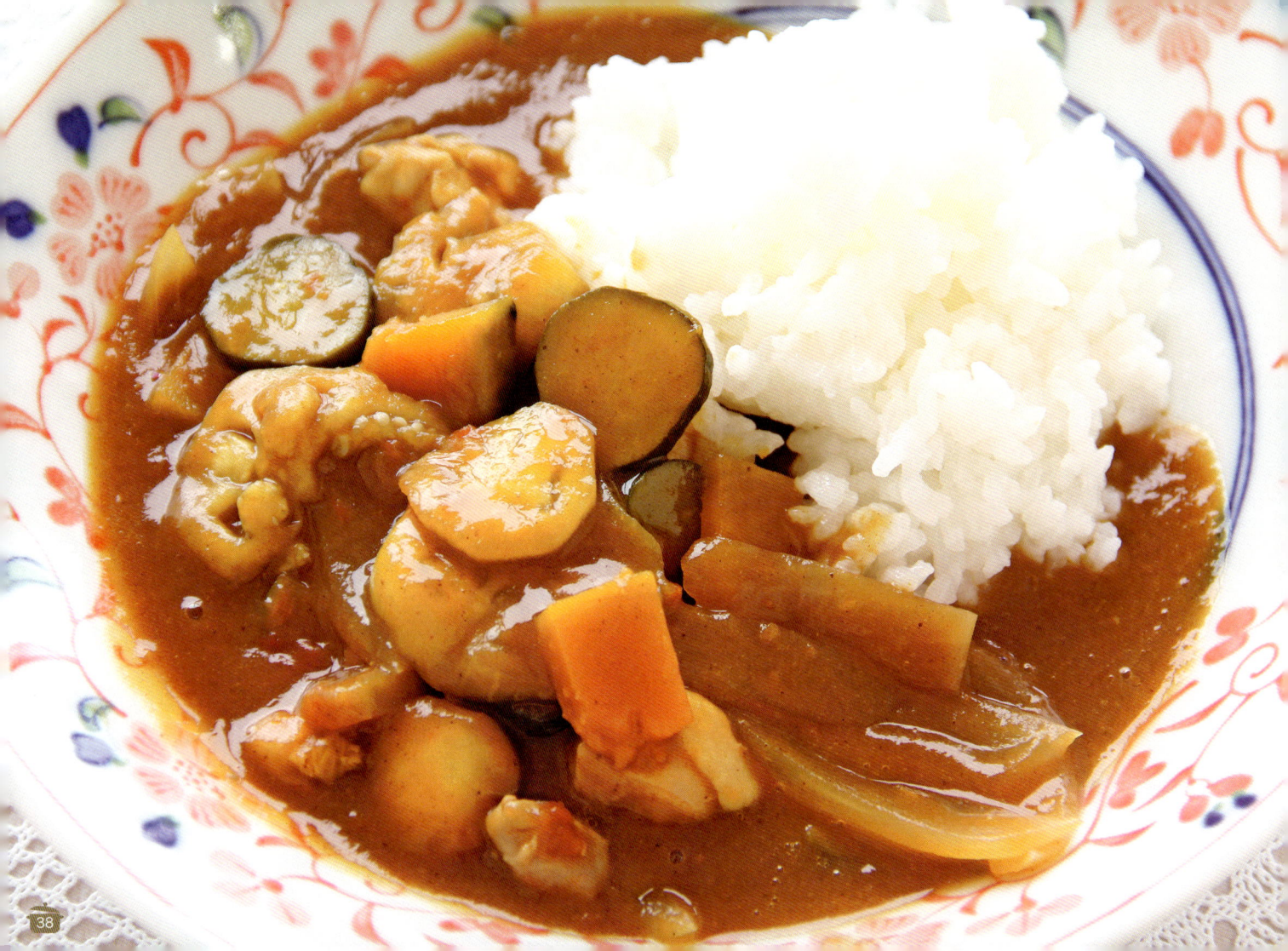

夏野菜カレー

カロリー	たんぱく質	脂質	塩分
348Kcal	11.3g	8.5g	2.3g

[材料]（ひとり分）
ごはん：米 50g ／水 75g
カレー：鶏もも肉 30g ／かぼちゃ 25g ／きゅうり 15g ／
茄子 20g ／カットトマト缶 20g ／玉葱 30g ／水 70ml
（70g）／カレールウ 20g

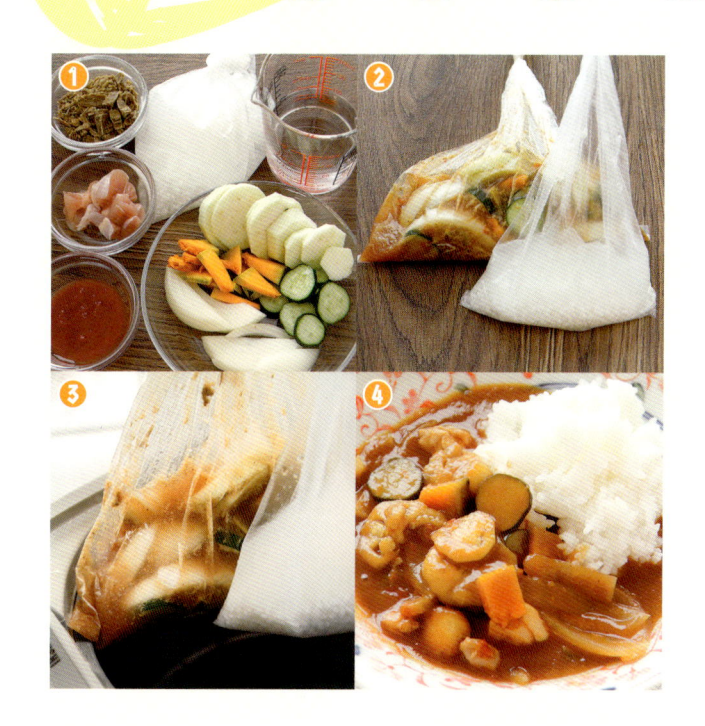

❶ 米は研ぎ分量の水に浸漬させておく（30 分）。鶏
　もも肉はひと口大、かぼちゃは 1cm の拍子木切り、
　きゅうりと茄子は 0.5cm の輪切り、玉葱は繊維
　にそって 1cm の薄切りにする。ルウは細かく刻む。

❷ ポリ袋に米と分量の水を入れる。別のポリ袋には、
　切った材料とルウを入れる。

❸ ポット 98℃設定でカレーは 30 分湯煎、ごはんは
　60 分湯煎する（カレーだけ 30 分経過時点で取り
　出す）。

❹ カレーは取り出した後、ルウの部分が均一になる
　ように袋のまま混ぜ合わせて盛りつける。

 ワンポイントアドバイス

夏野菜をカレーにして煮汁ごと食べることで、熱中症予防に効果的なカリウムを残さず摂取することができます。また、パッククッキングで
は、ごはんとおかずを同時に作ることができます。

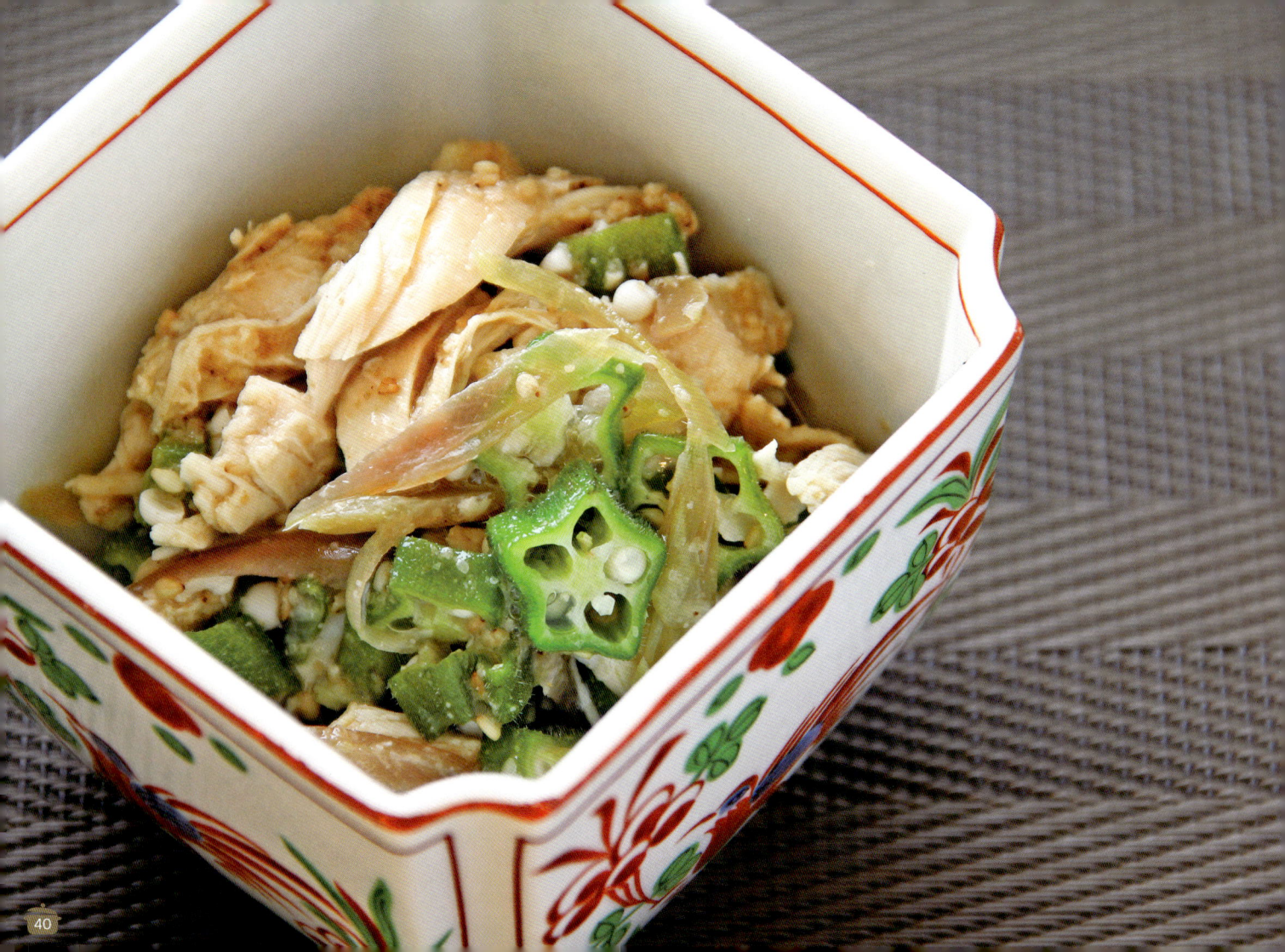

オクラと塩麹漬け鶏胸肉の胡麻ポン酢和え

カロリー	たんぱく質	脂質	塩分
131Kcal	17.8g	4.1g	1.2g

[材料] （ひとり分）

鶏胸肉……………………………………………………60g
★下味用：塩麹 小さじ 1 （5g）／料理酒 小さじ 1/2 （3g）
オクラ 3 本 …………………………………………（30g）
みょうが 1/2 本 ……………………………………（15g）
◎白ごま 大さじ 1/2 （5g）／ポン酢 大さじ 1/2 （7g）／
めんつゆ 小さじ 1/2 （3g）

❶鶏肉はポリ袋に入れ、★を入れてもみ込み、空気を抜いて上部を結び冷蔵庫で 1 時間以上置く。

❷オクラは1cmの斜め切り、みょうがは薄切りにし、ポリ袋へ入れて空気を抜いて上部を結ぶ。

❸98℃設定のポットへ❶と❷を同時に入れ、15 分間湯煎する。

❹ポットから取り出し、鶏肉は小さめにちぎり、オクラとみょうがを合わせ、調味料（◎）で和えて器に盛りつける。

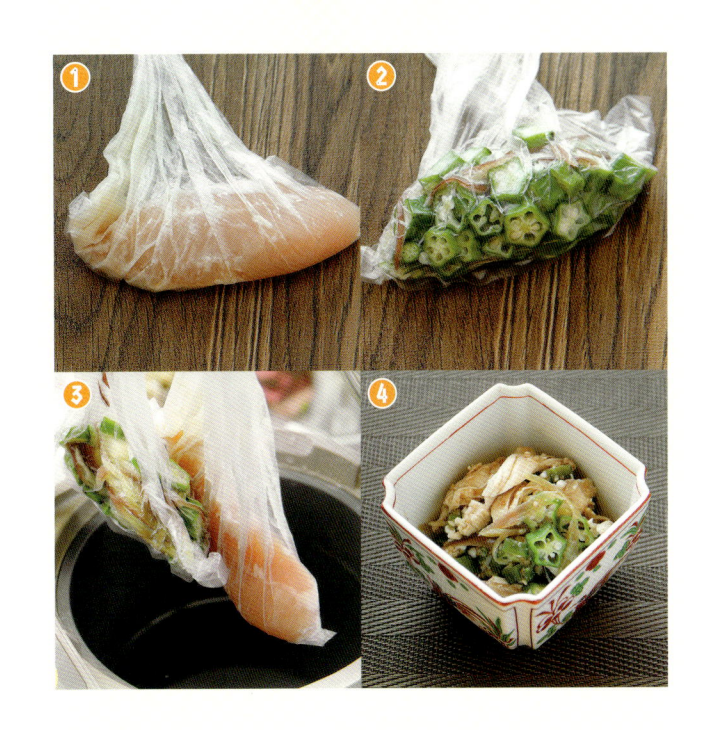

ワンポイントアドバイス

鶏胸肉は塩麹に漬けこむことでしっとり軟らかくなります。鶏胸肉の抗酸化作用、塩麹の整腸作用、オクラのネバネバ成分で免疫力を高め、酢で疲労回復を図り、夏の暑さを乗り切りましょう！

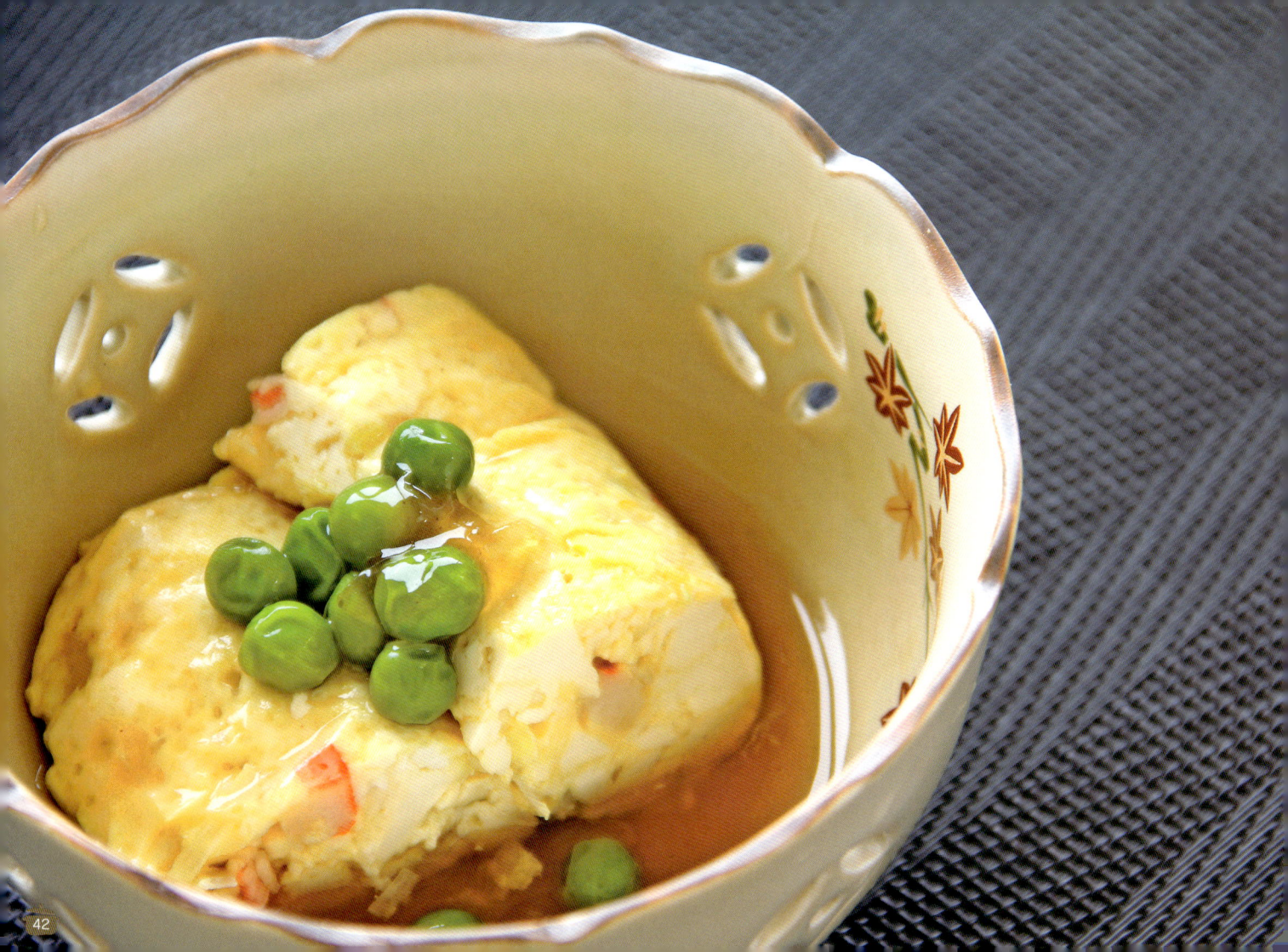

擬製豆腐

カロリー	たんぱく質	脂質	塩分
111Kcal	9.0g	5.1g	1.2g

[材料] （ひとり分）

木綿豆腐·······················70g
カニカマ······················10g
長葱··························10g
卵··························20g

★砂糖 小さじ 1/3 （1g）／塩 小さじ 1/10 （0.5g）
◎あん：水 大さじ 1 と 1/3 （20g）／顆粒だし 小さじ 1/8 （0.5g）／醤油 小さじ 2/3 （4g）／砂糖 小さじ 1/2 （1.5g）／片栗粉 小さじ 1/6 （0.5g）／冷凍グリンピース 5g

❶木綿豆腐は軽くちぎりキッチンペーパーを二重にして 15 分程度水切りをする。カニカマは半分の長さに切りほぐす。長葱は粗みじんに切る。

❷❶の材料をポリ袋へ入れ、溶いた卵と★を加えて軽くもむ。別袋にあんの調味料（◎）とグリンピースを入れる。

❸各袋を結び、ポット 90℃設定で 10 分湯煎する。

❹ポリ袋から擬製豆腐を取り出して切り分け、あんをかける。

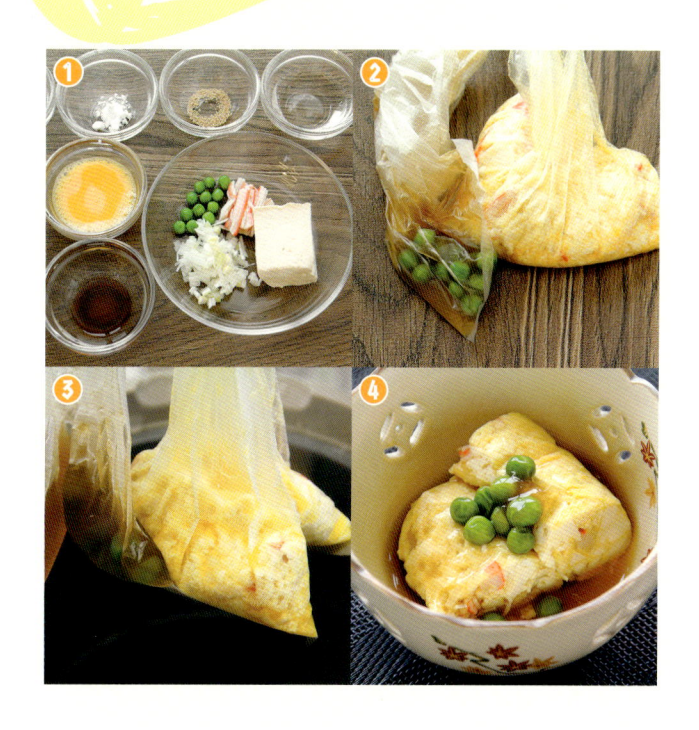

 ワンポイントアドバイス

フライパンでは焼く工程が難しい擬製豆腐も、パッククッキングでは簡単に作ることができます。

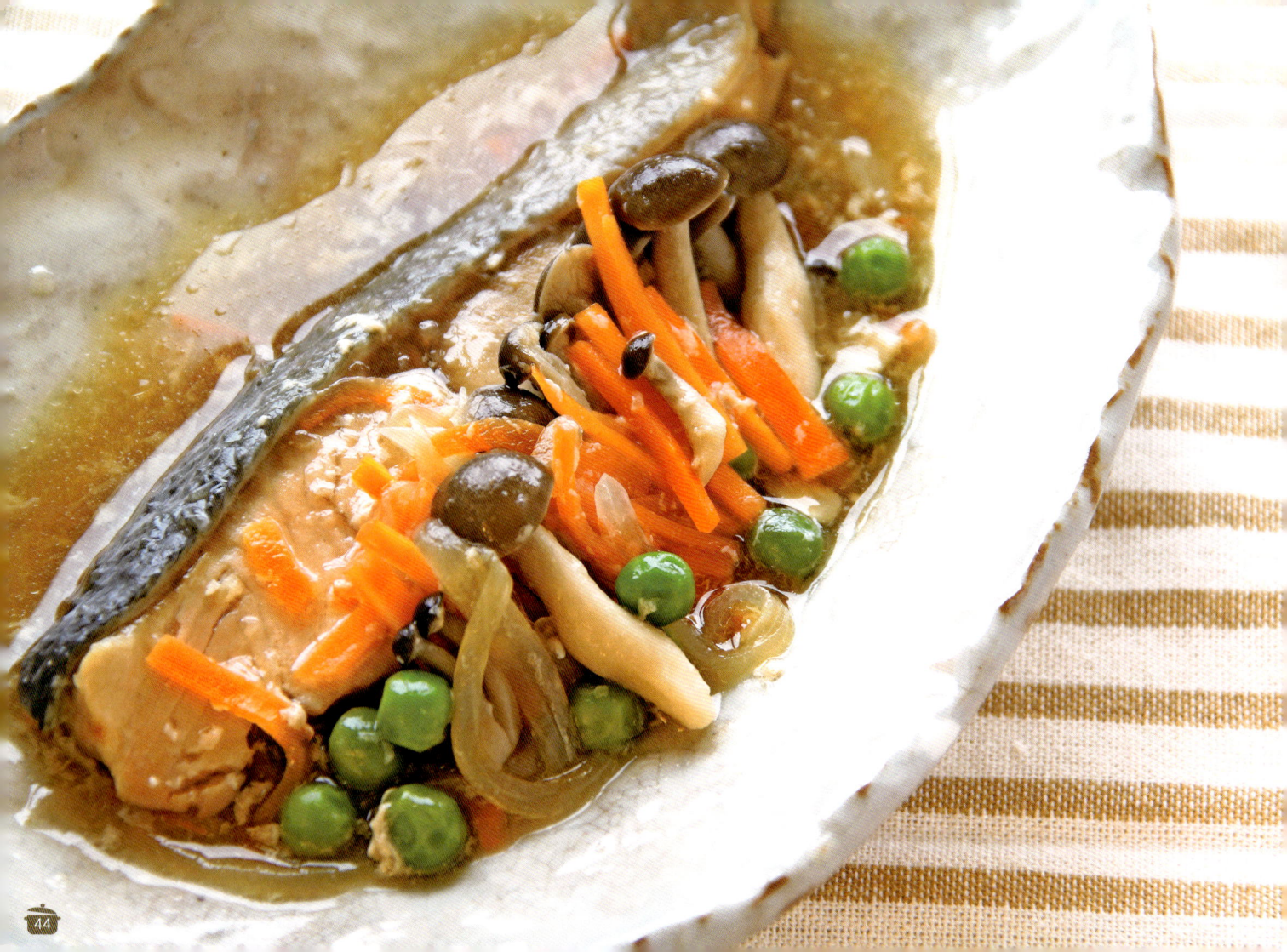

鮭のあんかけ煮

カロリー	たんぱく質	脂質	塩分
125Kcal	15g	3.4g	1.2g

[材料] （ひとり分）

秋鮭……………………………………………60g
下味：醤油 小さじ 1 （6g）、料理酒 小さじ 1/2 （3g）
玉葱 20g ／人参 15g ／しめじ 20g ／グリンピース 5g
水…………………………………… 大さじ 2 （30g）
中華だし……………………………… 小さじ 1/4 （1g）
砂糖…………………………………… 小さじ 1/3 （1g）
バター………………………………… 小さじ 1/4 （1g）
片栗粉………………………………… 小さじ 2/3 （2g）

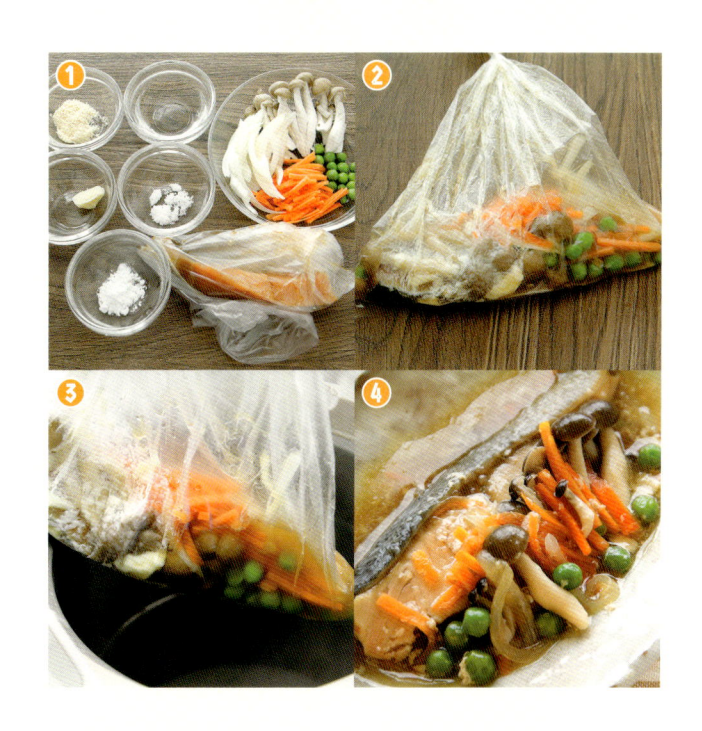

❶秋鮭はポリ袋へ入れて料理酒と醤油で下味をつけ
ておく。人参は 4cm の千切り、玉葱は薄くスラ
イス、しめじは小房に分ける。

❷❶のポリ袋へ水と調味料を入れて混ぜ合わせ、
切った材料とグリンピースを入れる。ポリ袋の空
気をしっかり抜き入口部分できつく結ぶ。

❸ポット 98℃設定で 25 分湯煎する。

❹ポリ袋から取り出し盛りつける。

ワンポイントアドバイス 鮭にはビタミンが豊富に含まれています。特に骨の吸収率を高めるビタミン D や抗酸化作用のあるビタミン E が多く、生活習慣病予防が期待できます。

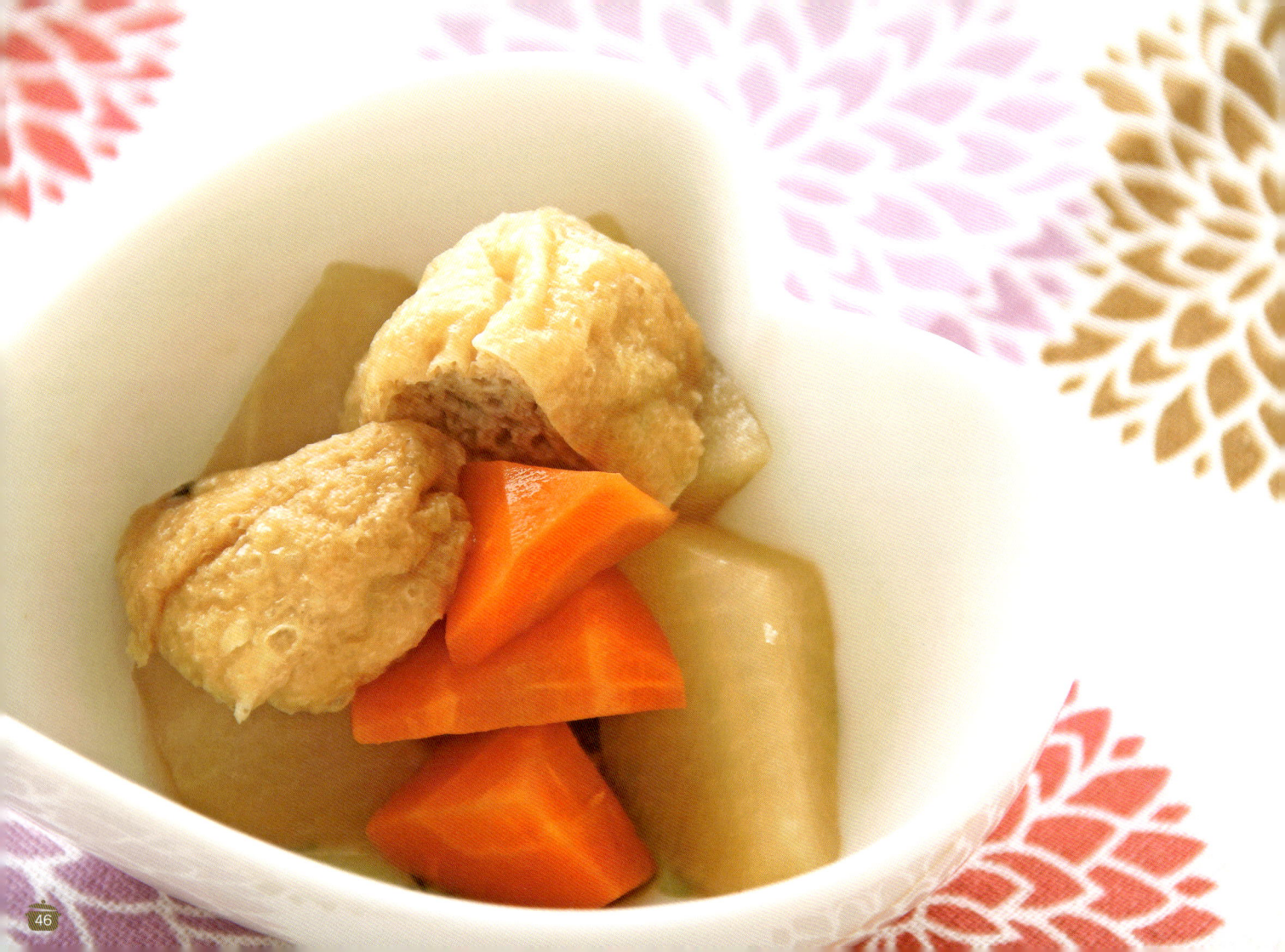

大根とがんもの煮物

カロリー	たんぱく質	脂質	塩分
108Kcal	4.9g	4.6g	1.0g

[材料]（ひとり分）

大根……………………………………………60g
人参……………………………………………25g
がんもどき………………………… 25g（小 1 個）
★醤油 小さじ 1（6g）／料理酒 小さじ 1/2（3g）／水 大さじ 2（30g）／砂糖 小さじ 2（6g）／顆粒だし 小さじ 1/8（0.5g）

❶ 大根と人参は小さめの乱切り、がんもどきはひと口大の大きさに切る。

❷ ポリ袋へ水と調味料（★）を入れて混ぜ合わせ、切った材料を入れる。ポリ袋の空気をしっかり抜き、入口部分できつく結ぶ。

❸ ポット 98℃設定で 40 分湯煎する。

❹ ポリ袋から取り出し盛りつける。時間がある場合は冷めるまでポリ袋に入れたまま味を染み込ませる。

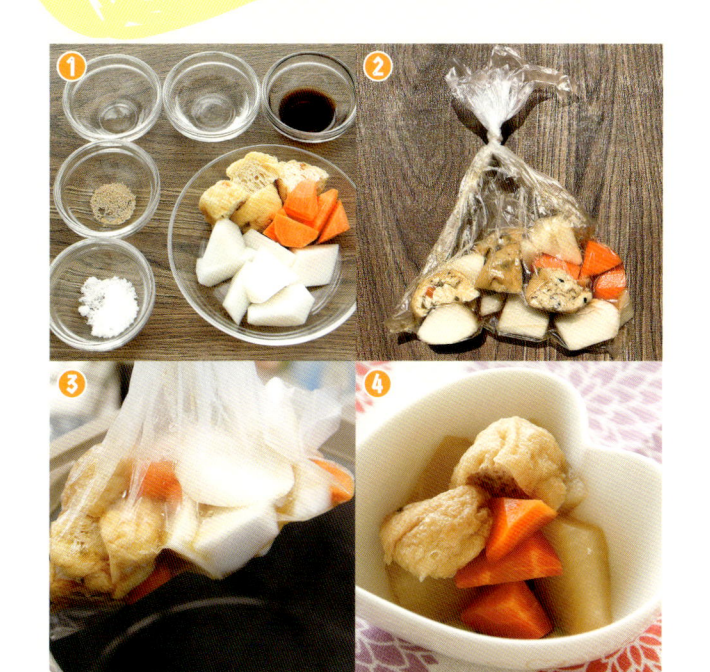

ワンポイントアドバイス

味を染み込ませるのに時間がかかる大根の煮物も、パッククッキングでは簡単に作ることができます。大根のアク抜きをする場合は、ポリ袋に大根と同量の水、米ひとつまみを入れて 98℃で 60 分湯煎します。

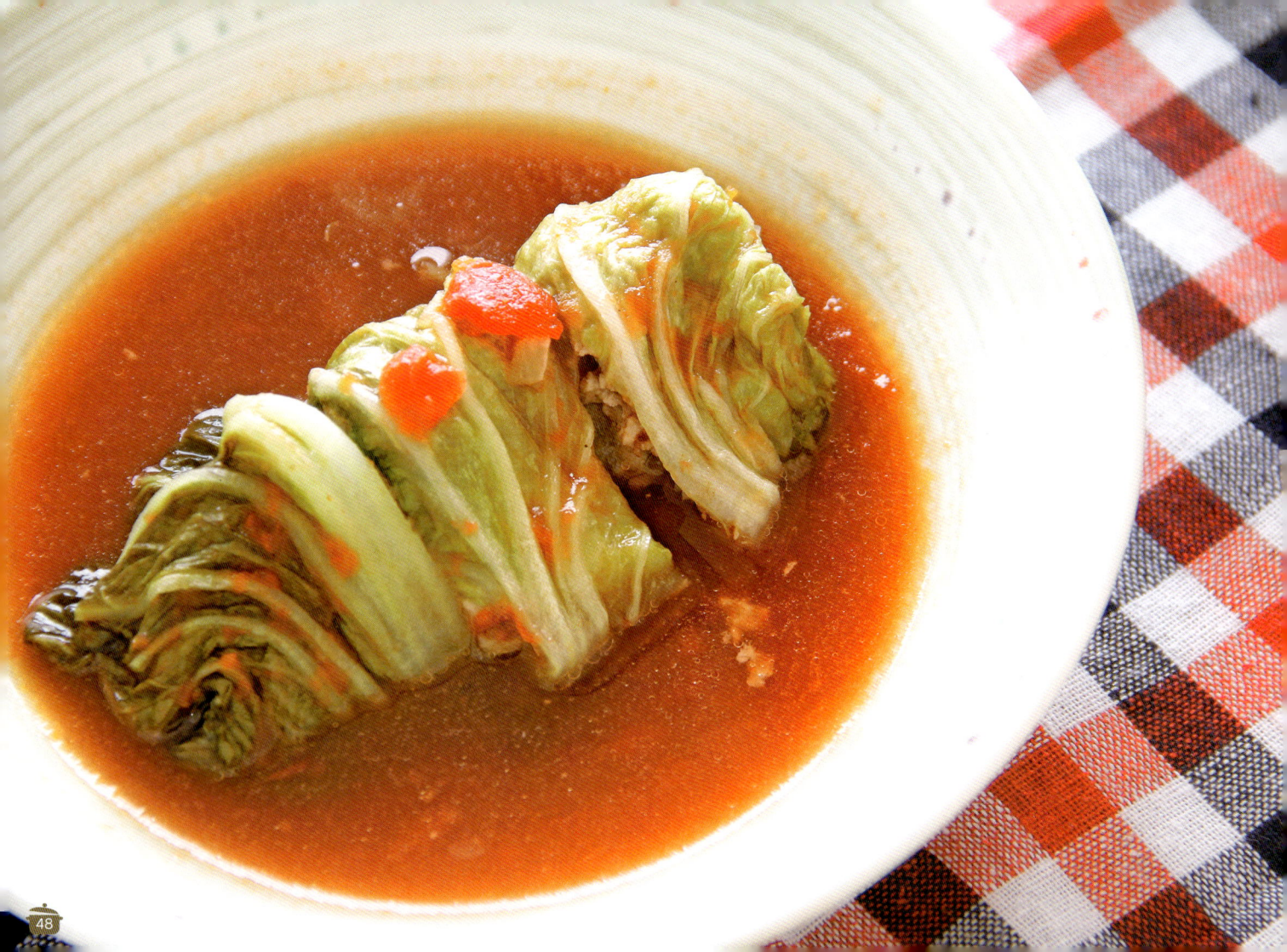

ロール白菜のトマト煮込み

カロリー 160Kcal	たんぱく質 8.8g	脂質 7.0g	塩分 1.6g

[材料]（ひとり分）

白菜……………………………………… 2枚（100g）
★豚ひき肉 35g ／絹ごし豆腐 20g ／玉葱 20g ／塩 小さじ 1/10（0.5g）
◎カットトマト缶 30g ／バター 小さじ 1/4（1g）／砂糖 小さじ 1 強（4g）／トマトケチャップ 小さじ 1（6g）／中濃ソース 小さじ 1（5g）／コンソメ 小さじ 1/2（2g）

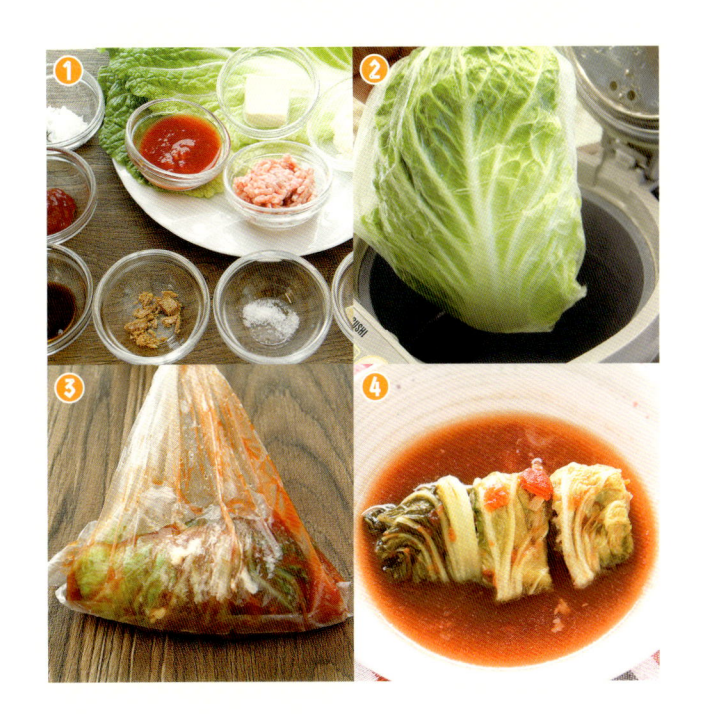

❶ 白菜は洗って水気を拭き取りポリ袋へ入れて空気を抜く。玉葱はみじん切りにする。★の材料をボール（またはポリ袋）に入れてこねておく。

❷ 白菜をポット 98℃設定で 8 分湯煎する。

❸ ❷を冷まし 2 枚を少しずらすように並べる。こねたタネを葉っぱ側にひとまとめにおき丸めていく。ポリ袋へ調味料（◎）を入れて混ぜ合わせる。

❹ ポット 98℃設定で 40 分湯煎し、食べやすい大きさに切り分ける。

ワンポイントアドバイス さまざまな茹で野菜も同様の方法で簡単に作ることができます。

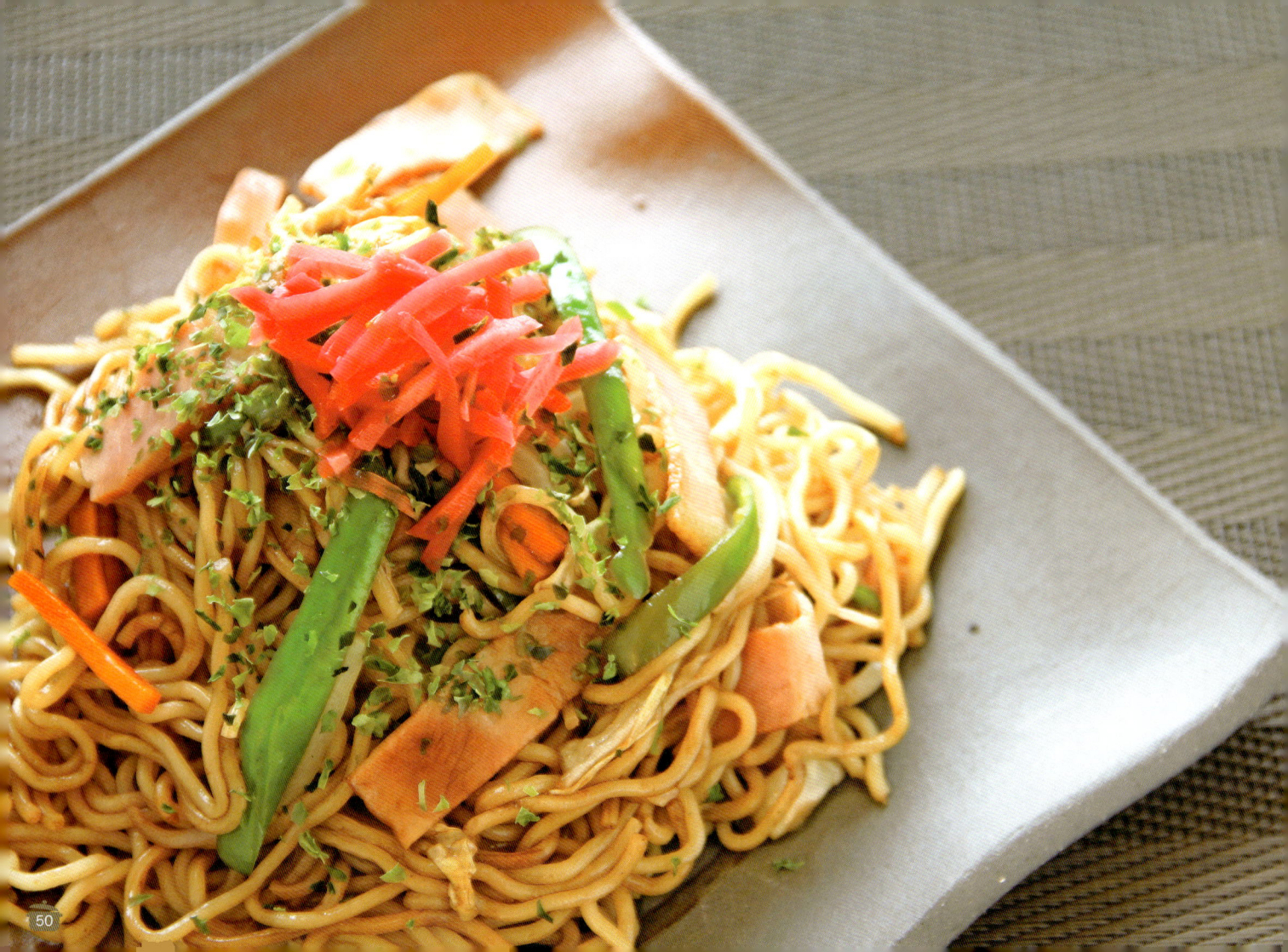

焼きそば

カロリー	たんぱく質	脂質	塩分
338Kcal	12g	6.3g	4.3g

[材料]（ひとり分）

麺	1 玉
ベーコン	30g
ピーマン	20g
キャベツ	25g
もやし	30g
人参	10g
市販付属ソース	1 袋

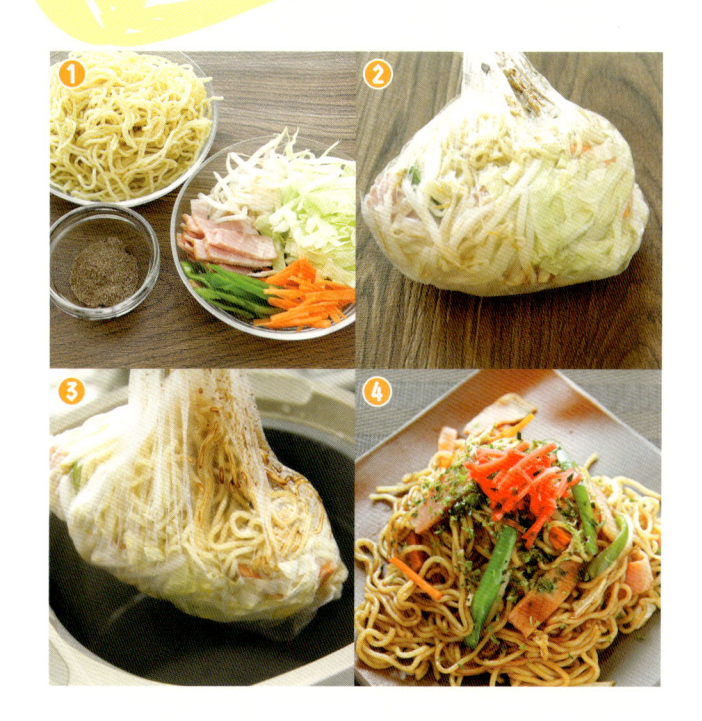

❶ ベーコンとキャベツは 1cm 幅、ピーマンと人参は 5mm 幅に切る。

❷ ポリ袋の底に野菜を入れて市販の付属ソースを半分入れ、上に麺 1 玉をほぐしながら入れて残りのソースを振りかけて軽く混ぜ合わせる。ポリ袋の上部をきつく結ぶ。

❸ ポット 98℃設定で 20 分湯煎する。

❹ ポットから取り出し、ソースを全体にからめて皿に盛りつけ、お好みで紅生姜と青のりをのせる。

ワンポイントアドバイス

定番メニューの焼きそばもパッククッキングで作ることができます。味や具材を変えた塩焼きそばや、焼きうどんなども手軽に作れます。
焼きそばは塩分量が多めです。ソースの量を減らしたり、野菜を多くしたりすることでナトリウムを排泄するカリウムを多めに摂るなど、
工夫をしましょう。

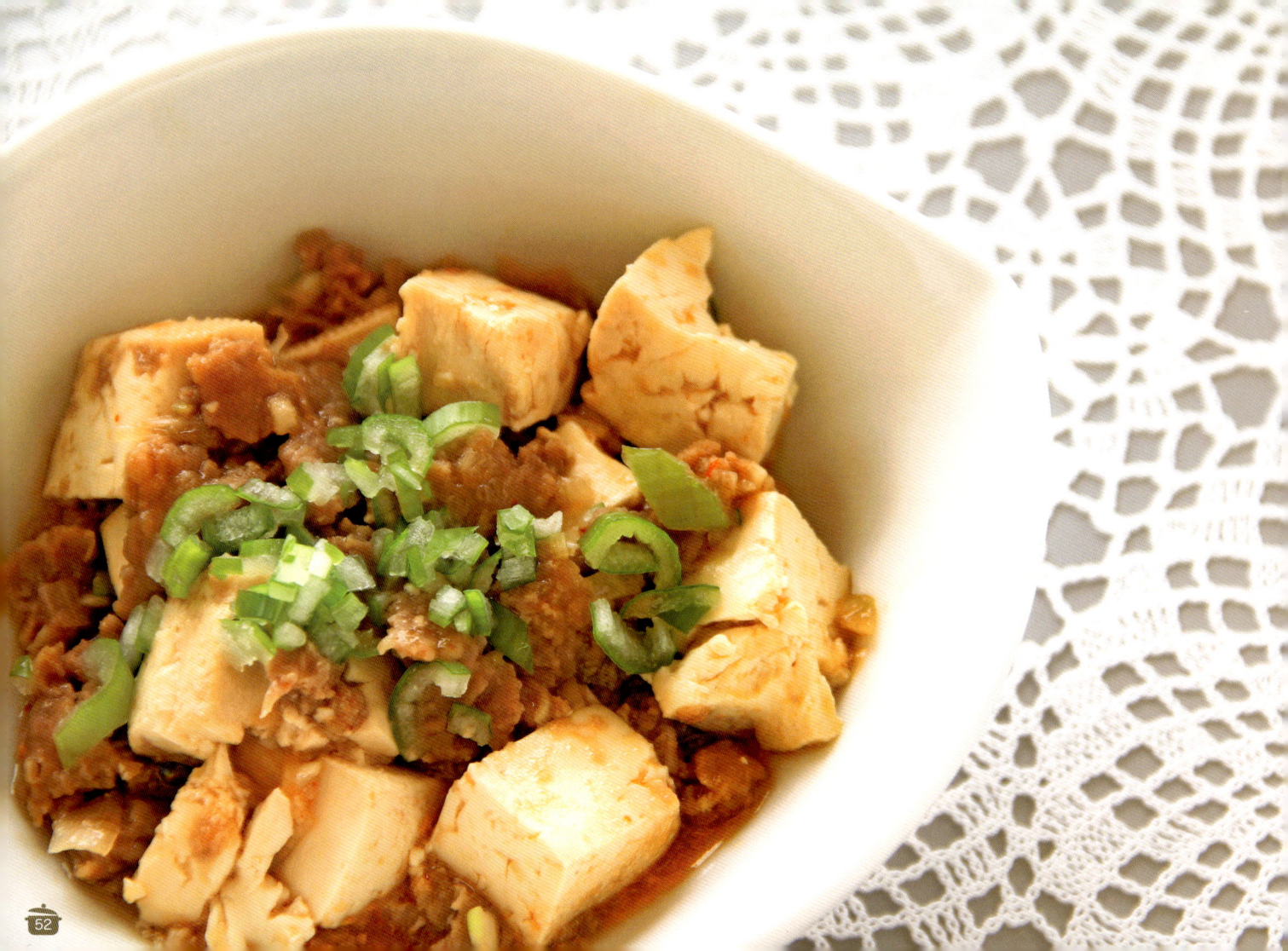

麻婆豆腐

カロリー	たんぱく質	脂質	塩分
177Kcal	13.6g	9.3g	1.8g

[材料] （ひとり分）

木綿豆腐……………100g
豚ひき肉…………… 30g
長葱………………… 8g
生姜………………… 2g
にんにく…………… 2g
★赤みそ 小さじ 1 弱（5g）
醤油 小さじ 1/3（2g）

砂糖 小さじ 1/3（1g）
料理酒 小さじ 1/2（3g）
豆板醤 小さじ 1/6（1g）
甜麺醤 小さじ 1/3（2g）
中華スープの素 小さじ 1/4（1g）
水 大さじ 2（30g）
片栗粉 小さじ 2/3（2g）
※片栗粉は同量の水で溶く

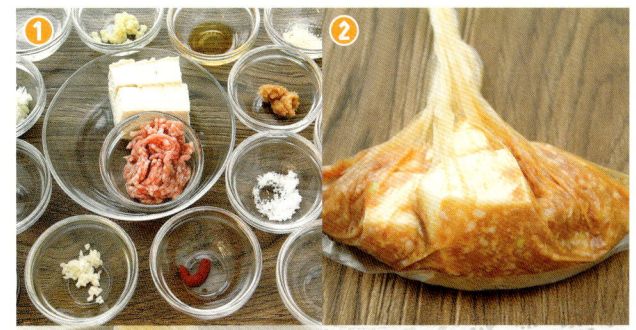

❶木綿豆腐はキッチンペーパで軽く水を切り、1.5cmのさいの目切りにする。長葱とにんにくはみじん切り、生姜はすりおろす。★はすべてポリ袋へ入れて合わせておく。

❷★の入ったポリ袋へ豚ひき肉と刻んだ長葱、にんにく、おろし生姜を入れて軽くもむ。木綿豆腐を入れて空気をしっかり抜き、上部をきつく結ぶ。

❸ポット98℃設定で15分湯煎する。

❹ポリ袋をポットから取り出し盛りつける。お好みで長葱のみじん切りをのせる。

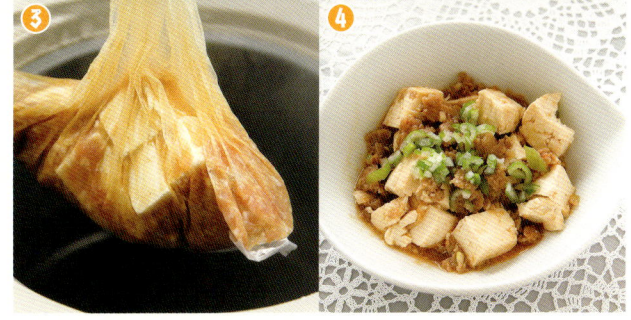

ワンポイントアドバイス

中華料理の定番の麻婆豆腐も簡単に作ることができます（素を使ってもパッククッキングで同様に作ることができます）。辛すぎると食べる機能が低下した方にはむせ込みの原因になりますので、控えめにしています。お好みで辛味を調整してください。

おわりに

　このたび、クインテッセンス出版株式会社の「新聞クイント」に 2016 年から 2 年間にわたって連載を担当させていただきました「4 ステップで簡単！ パッククッキング。」に一部加筆・修正を加え、刊行されることとなりました。

　推薦のことばをいただきました河瀬聡一朗先生が代表を務められている「男の介護教室」発のパッククッキングは、料理に不慣れな男性が簡単に料理を作れること、なおかつ在宅療養者がしっかり栄養を摂れることをコンセプトにレシピを考案しています。そのため、限られた時間や調理器具、環境でも手軽に美味しく作ることができることが特長といえます。

　また、このパッククッキングは忙しい主婦の皆様でも朝の忙しい時間に朝食の準備と同時にお弁当のおかずや夕食のおかずを作ったり、料理の苦手な方が煮魚や煮込み料理など、手の込んだ料理を簡単に作ることができたりします。ご高齢の方が食べやすいように硬さを調整しながら作ることができたり、単身者が一人分の食事を同時に数品目作れたりするなど、さまざまな場面に合わせ（人によっては油脂分や糖質分が多い場合があり、調整が必要となる可能性があります）、手軽に作っていただけると思います。

　パッククッキングの良さは便利さだけではありません。袋内が真空状態になることで調理中の食材の酸化を防ぎ、なおかつ栄養流出もほとんどないため、素材まるごとの栄養を摂ることができるのも、大きな利点だと思います。

　さらに、パッククッキングは災害時にもおおいに活躍することと思います。電気ポットを鍋に代えることで、簡単に、そして安全に料理（災害食）を作ることができます。電気が使用できない場合の施設や避難所などで、

ぜひ実践していただけたらと思います。

　最後に刊行に際し、ご尽力を賜りましたパッククッキング協会の皆様、塙歯科医院の塙先生、いつも温かくサポートしていただいています河瀬先生、そして新聞クイント編集部の皆様に感謝申し上げます。

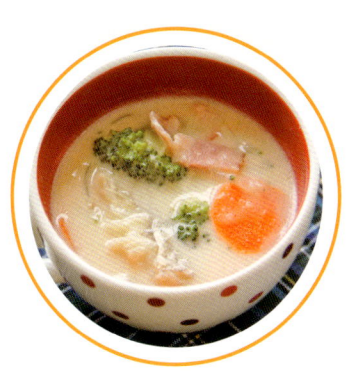
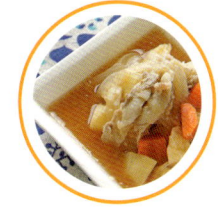
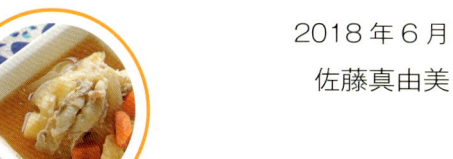
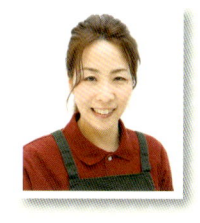
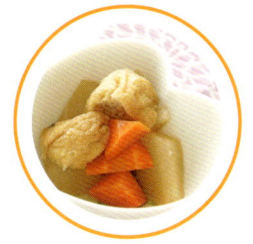
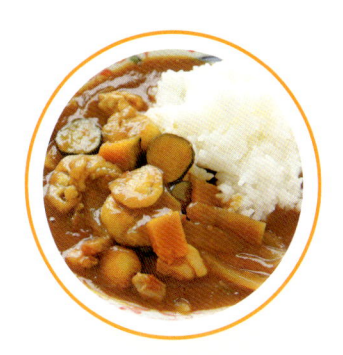

2018 年 6 月
佐藤真由美

QUINTESSENCE PUBLISHING
日本

医療介護の現場で役立つ！ パッククッキング
４ステップで簡単！ 高齢者や料理の苦手な方でも作れるレシピ23

2018年7月10日　第1版第1刷発行

著　　　者　　佐藤真由美
　　　　　　　（さとうまゆみ）

発 行 人　　北峯康充

発 行 所　　クインテッセンス出版株式会社
　　　　　　　東京都文京区本郷3丁目2番6号　〒113-0033
　　　　　　　クイントハウスビル　電話(03)5842-2270(代表)
　　　　　　　　　　　　　　　　　(03)5842-2272(営業部)
　　　　　　　　　　　　　　　　　(03)5842-2280(編集部)
　　　　　　　web page address　http://www.quint-j.co.jp/

印刷・製本　サン美術印刷株式会社

著者プロフィール

佐藤真由美　さとう・まゆみ
特別養護老人ホーム一心苑 管理栄養士

2003年　尚絅女学院短期大学生活科学科食物栄養専攻卒業。
2003年　社会福祉法人旭壽会 特別養護老人ホーム一心苑
　　　　（宮城県石巻市）入職。
2003年　栄養士免許取得。
2008年　管理栄養士免許取得。
2016年　在宅訪問管理栄養士認定取得。
【主な所属】
日本在宅栄養管理学会／日本摂食嚥下リハビリテーション学
会／石巻圏摂食嚥下研究会

クインテッセンス出版の書籍・雑誌は、歯学書専用
通販サイト『歯学書.COM』にてご購入いただけます。

PC からのアクセスは…

歯学書　検索

携帯電話からのアクセスは…
QR コードからモバイルサイトへ